橘皮。苦辛温。無毒。產粵東新會。陳久者良。

图书在版编目（CIP）数据

良配陈皮 / 张立朝 高子祥 朱英杰编著. -- 北京 :
国家图书馆出版社, 2025.6
ISBN 978-7-5013-7818-0

Ⅰ. ①良… Ⅱ. ①张… Ⅲ. ①陈皮－基本知识 Ⅳ.①R282.71

中国国家版本馆CIP数据核字(2023)第086794号

书　　名	良配陈皮
著　　者	张立朝　高子祥　朱英杰　编著
责任编辑	王燕来　王佳妍
特约策划	阮　芳　佘瑞霞
特约编辑	刘思瑶　陈　雯　宋雨馨　王紫璇　袁　野
装帧设计	刘慧雅　刘仲瑄　李　筱　程　铭　王　琪
出版发行	国家图书馆出版社（100034 北京市西城区文津街 7 号） （原书目文献出版社　北京图书馆出版社） 010-66114536　63802249　nlcpress@nlc.cn（邮购）
网　　址	www.nlcpress.com →投稿中心
印　　装	北京九天鸿程印刷有限责任公司
版次印次	2025 年 6月第 1 版　2025 年 6月第 1 次印刷
开　　本	787×1092　1/16
印　　张	14
书　　号	ISBN 978-7-5013-7818-0
定　　价	98.00 元

古证陈

良配陈皮

张立朝　高子祥　朱英杰　编著

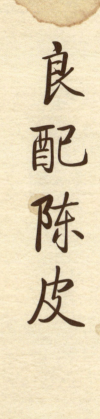

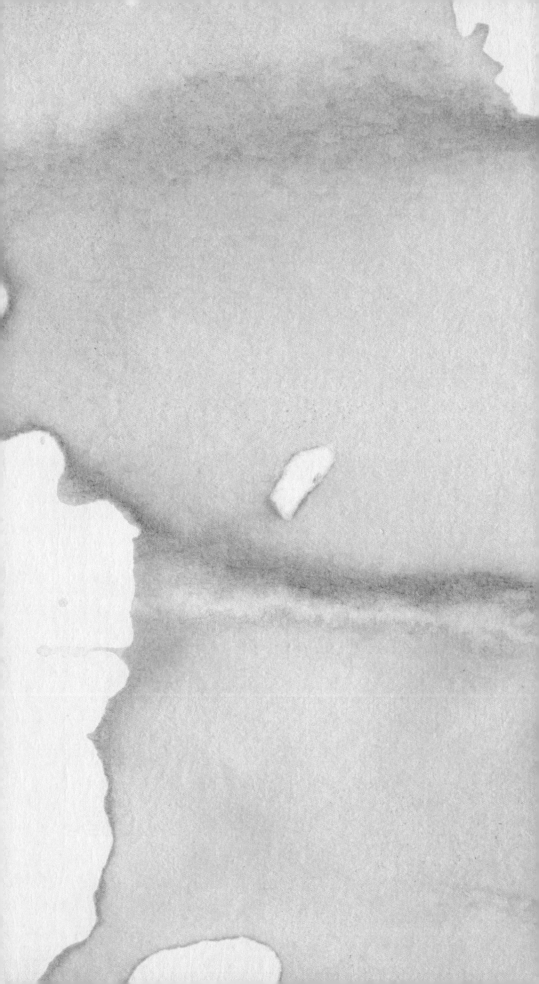

序言

我祖父是陈垣先生。在探究家族历史与传承的旅途中，我意外地发现了一段跨越近两个世纪的不解之缘。这要从我整理家族陈宁远堂族史和“陈信义”商号的传承说起。我的次子雪松，作为“陈信义”的第六代传人，不仅接管了始于高祖海学公的商号，也继承了家族的陈皮炮制技艺。雪松对陈皮的热爱仿佛是新会人与生俱来的，他决心让家族的商号和技艺再次焕发光彩。为此，他频繁地回到新会老家，深入研究陈皮并学习家族的技艺。

几年前，雪松从新会回京，兴奋地向我介绍了一位名叫高子祥的人。高子祥是听闻雪松是“陈信义”传人后主动与他接触的。他的祖先高大荣在新会创立的“大荣行”，曾是“陈信义”的主要供货商。我们翻阅了大量祖父留下的资料，最终在九宅后人提供的文档中找到了确凿的证据，证实了这段奇妙的缘分。

高子祥所经营的广东邑祥陈皮有限公司，正是其先祖高大荣在1823年（清道光年间）创立的“大荣行”的现代延续。作为高氏后代的传承人，高子祥在2018年注册了“邑祥”商标，寓意“五邑大地，柑祥如意”。他从小在陈皮的香气中长大，对陈皮有着深厚的情感和独到的理解。高子祥始终坚持并发扬祖辈传承的百年古法自然仓生晒陈皮工艺，使“邑祥陈皮”成为一块金字招牌。

2022年，邑祥陈皮龟苓膏的配制技艺荣获新会区级“非物质文化遗产”称号，高子祥本人也被认定为区级传承人。紧接着在2023年，该技艺被评为江门市级“非物质文化遗产”项目，高子祥亦被评为新会区陈皮炮制技艺的传承人。这不仅是对他个人成就的认可，也是对传统技艺保护和传承的肯定，值得我们共同庆祝。

新会，这座历史悠久的城市，不仅孕育了新会陈皮，也孕育了一代代勤劳智慧的新会人。我曾几次回访江门，每一次都带着对这片土地深深的敬意。在雪松的引领下，我有幸拜访了高子祥先生，一位将传统与创新完美融合的陈皮技艺传承人。

高子祥先生的果园和陈皮仓库，让我亲眼见证了新会陈皮的种植与陈化过程。更令人振奋的是，他不断研究开发新的陈皮产品，致力于让新会陈皮适应更广泛人群的喜好。他不仅是传统技艺的守护者，更是创新的先锋。在他的努力下，古法陈化与现代技术相结合，新会陈皮的影响力日益扩大。

年初，高子祥先生带着《良配陈皮》的资料来北京拜访我。他谦逊地希望我这位“陈信义”商号的第五代传承人能给予指导。我深感荣幸，但也自愧不如。虽然我一直持有和保护家族的商号与技艺，但雪松的付出和努力，让“陈信义”重新焕发光彩，弥补了我和父亲的遗憾。

《良配陈皮》这本书，从第一章起就深深吸引了我。作为一名历史研究者，我对“古证”陈皮的严谨性充满敬意。陈皮的历史源远流长，但真正能详述其历史的人却寥寥无几。我愿意一边阅读，一边翻找资料，逐一印证这些史实。

新会陈皮，在新会人眼中是独一无二的。在传承人的眼中，更是如此。这片土地孕育的陈皮文化，经历了历史的锤炼，如今在高子祥、雪松等传承人的推广下，新会陈皮的历史、药用、食用、茶饮等方面的知识被越来越多的人所了解。这本书以援古证今的方式，让我重新认识了新会陈皮，也希望能让更多的人了解它。

新会陈皮，作为广东三宝之首，因其极高的药用价值和养生功效，自古以来备受推崇。随着社会经济的发展和人们生活质量的提升，养生保健意识日益增强，陈皮将成为千家万户不可或缺的养生保健食品。

那么，新会陈皮与哪些药材或食材搭配，才能发挥最佳的治病和养生功效？《良配陈皮》的出版，能够解答这些问题。《良配陈皮》由国家图书馆出版社出版，详细记录了新会陈皮悠久的历史，介绍了陈皮与其他药材或食物搭配的治病和养生功效。本书作者高子祥先生，具有深厚的专业知识以其深厚的专业知识参与了编撰工作。这不仅是对高子祥先生专业陈皮知识的肯定，也是对以邑祥陈皮为代表的新会陈皮品质的高度认可。

在此，我代表《良配陈皮》编委会，向所有对本书编撰工作给予支持和帮助的个人和机构表示衷心的感谢。愿《良配陈皮》成为连接传统与现代，健康与生活的桥梁，让新会陈皮的芬芳，飘散在每一个追求健康生活的人心中。

陈智超
陈垣先生长孙
中国社会科学院历史研究所研究员
陈信义品牌第五代传人
2024 年 5 月 31 日

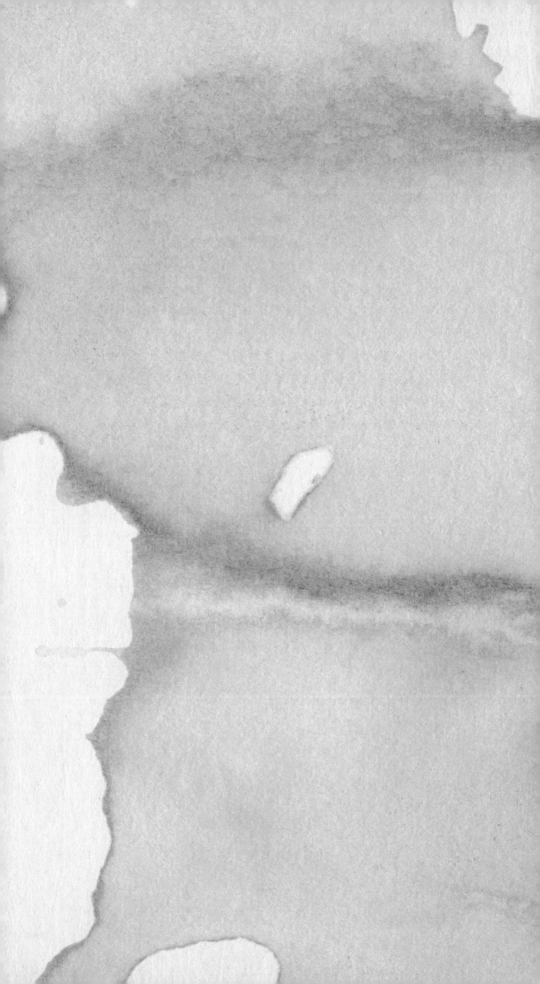

目录

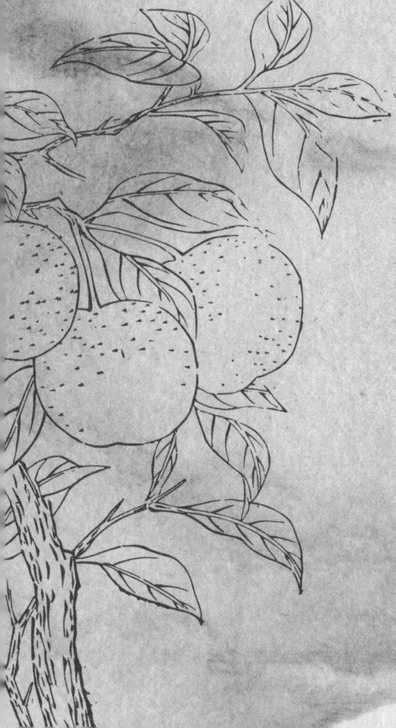

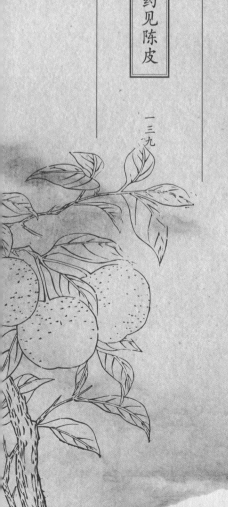

古证陈皮

良配陈皮　第一部分

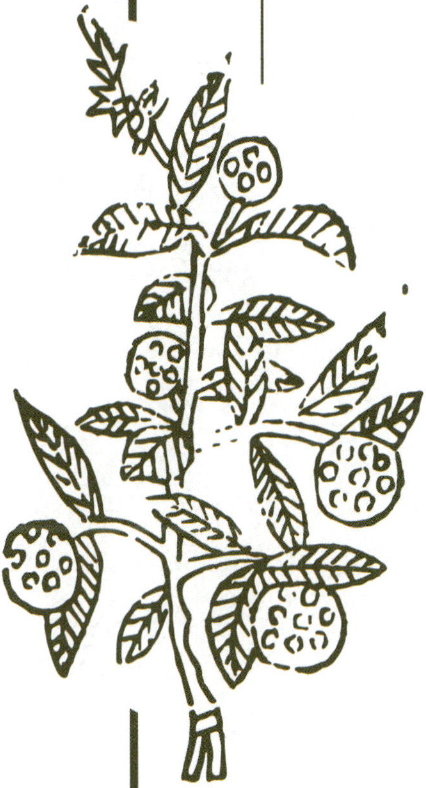

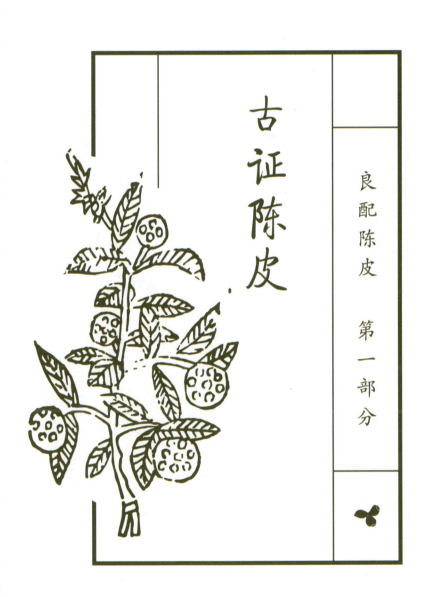

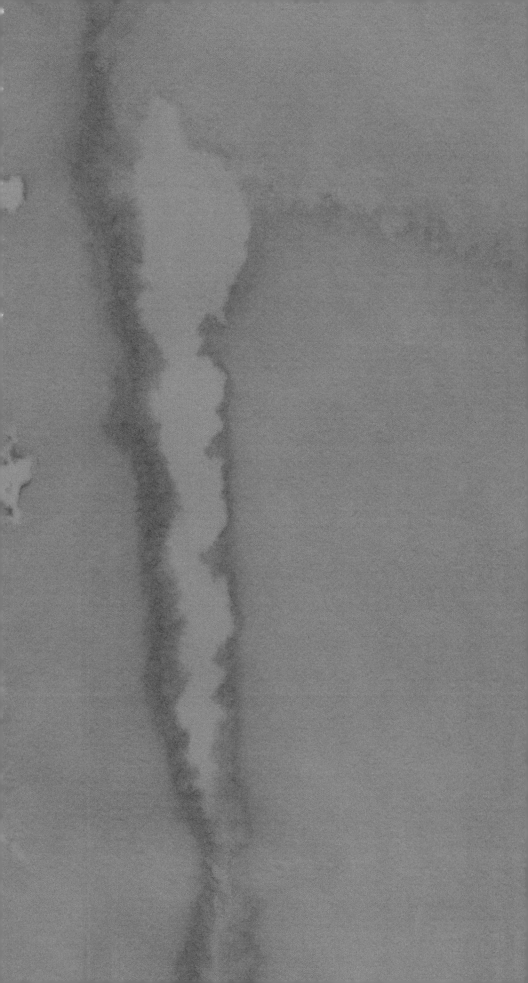

厥包橘柚。錫貢。
沿于江海。達于淮泗。
○荆及衡陽惟荆州。
江漢朝宗于海。
九江孔殷沱潛既道。
雲土夢作乂。

尚书·禹贡 （汉）孔安国撰 明内府刻本

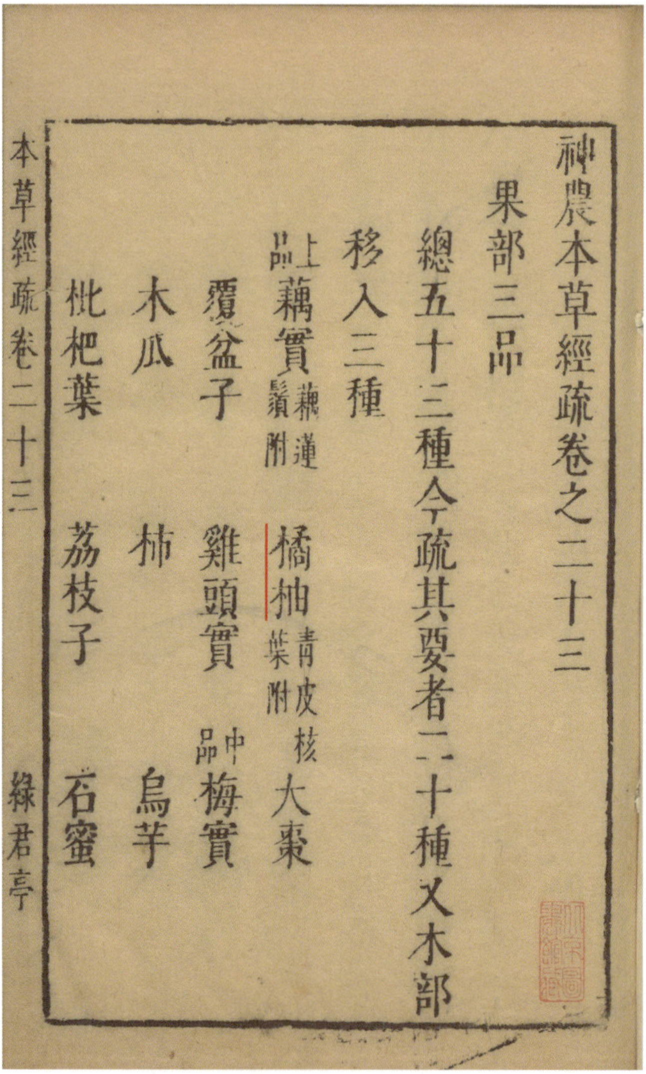

神農本草經疏卷之二十三
果部三品
總五十三種今疏其要者二十種又木部
移入三種
上品藕實藕蓮鬚附　橘柚青皮核葉附　大棗
覆盆子　雞頭實　中品梅實
木瓜　柹　烏芋
枇杷葉　荔枝子　石蜜
本草經疏卷二十三　綠君亭

神农本草经疏　（明）缪希雍撰
明天启四年（1624）朱之黯刻本　国家图书馆藏

陈皮早期是以“橘柚”之名，记载在成书于明代的《神农本草经疏》中。

神农本草经疏

○橘皮味辛溫無毒主胸中瘕熱逆氣利水穀下氣止嘔欬除膀胱留熱停水五淋利小便主脾不能消穀氣衝胸中吐逆霍亂止洩去寸白久服去臭下氣通神輕身長年

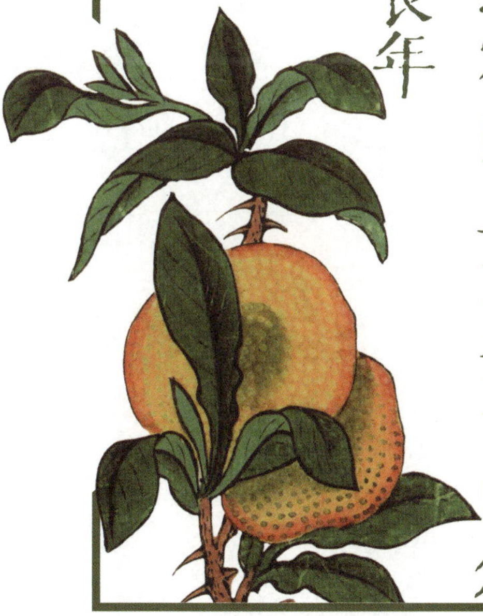

瘕瘕者假也如痞滿鬱悶之類也辛能散苦
能泄溫能通行則逆氣下嘔欬止胸中瘕熱
消矣脾爲運動磨物之臟氣滯則不能消化
水穀爲吐逆霍亂泄瀉等證苦溫能燥脾家
之溼使滯氣運行諸證自瘳矣肺爲水之上
源源竭則下流不利熱結膀胱肺得所養而
津液貫輸氣化運動故膀胱留熱停水五淋
皆通也去臭及寸白者辛能散邪苦能殺蟲

不能消穀氣衝胸中吐逆霍亂止洩去寸白久服去臭下氣通神輕身長年按橘柚實兩種本經作一條蓋傳誤也今改正

疏○橘皮花開於夏實成於秋得火氣少金氣多故味辛苦氣溫無毒味薄氣厚降多升少陽中之陰也入手足太陰足陽明經其主胸中瘕熱逆氣氣衝胸中嘔欬者以肺主氣氣常則順氣變則逆逆則熱聚於胸中而成

晏子避席对曰：婴闻之，橘生淮南则为橘，生于淮北则为枳，叶徒相似，其实味不同。

——汉·刘向《晏子使楚》

雨水

初候，獭祭鱼；
二候，候雁北；
三候，草木萌动。

好雨知时节，当春乃发生。随风潜入夜，润物细无声。
野径云俱黑，江船火独明。晓看红湿处，花重锦官城。
——
唐·杜甫《春夜喜雨》

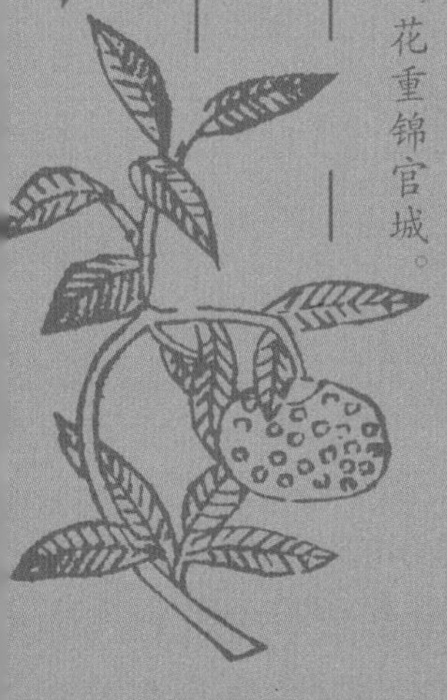

罗汉果陈皮龙骨汤

㊀料

· 主　料：龙骨 500 克
· 辅　料：新会陈皮 5 克
　　　　　罗汉果 10 克
　　　　　桂圆肉 5 克
　　　　　凉开水 1500 克
· 料　头：姜片 3 克
· 调味料：精盐 5 克
　　　　　鸡粉 2 克
　　　　　味精 2 克
　　　　　绍酒 5 克

㊀制

1. 龙骨洗净焯水，陈皮用清水浸软去瓤，连同姜片、罗汉果、桂圆肉一起放入炖盅内。
2. 将调味料放入白开水中调匀，倒入炖盅内，封上纱纸，放入蒸柜炖 3 小时后，去掉纱纸，撇去汤面上的浮油即成。

立春

初候，东风解冻；
二候，蛰虫始振；
三候，鱼陟负冰。

律回岁晚冰霜少，春到人间草木知。
便觉眼前生意满，东风吹水绿参差。
——宋·张栻《立春偶成》

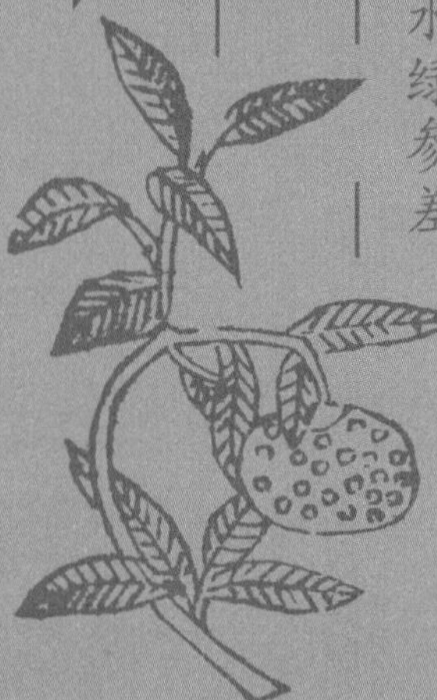

做豆豉

大黑豆淘淨煮熟漉出篩麪拌匀攤於席上放冷用楮葉盦成黃子候黃衣上遍曬乾用瓜茄切片二件每一斤用淨鹽一兩入生薑橘皮紫蘇蒔蘿小椒甘草切碎同拌一宿次日將豆黃簸去黃衣同入甕内用元汁匀拌上用箬葉葢覆甁石壓定紙泥密封曬半月後可開取豆瓜茄曬乾略蒸氣透再曬收貯

农桑衣食撮要

（元）鲁明善撰　清抄本　国家图书馆藏

《早春以橘子寄鲁望》

唐·皮日休

个个和枝叶捧鲜，
彩凝犹带洞庭烟。
不为韩嫣金丸重，
直是周王玉果圆。
剖似日魂初破后，
弄如星髓未销前。
知君多病仍中圣，
尽送寒苞向枕边。

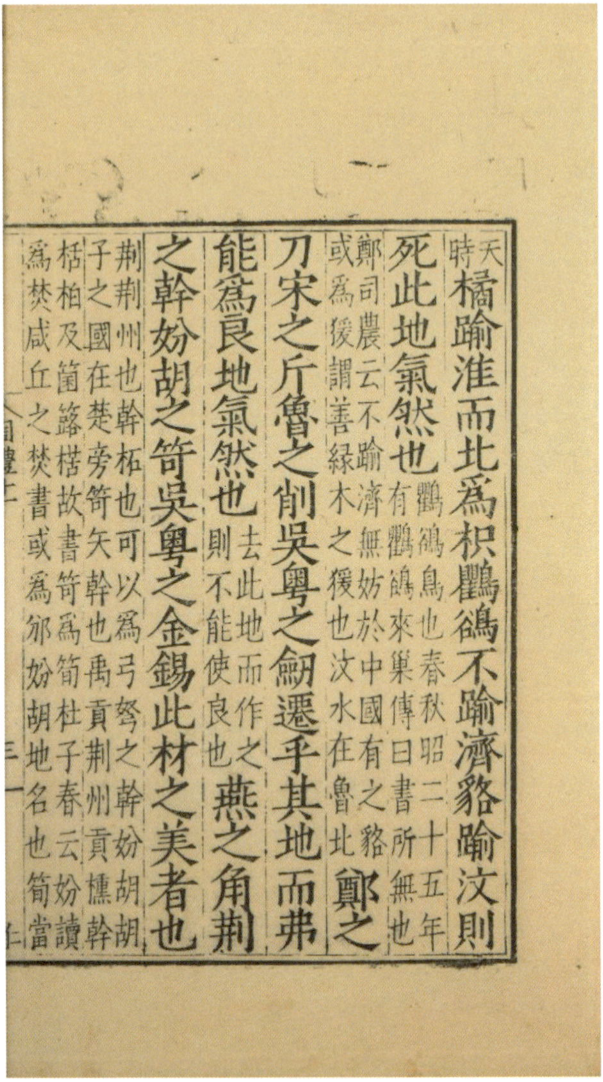
天時橘踰淮而北爲枳鸜鵒不踰濟貉踰汶則死此地氣然也鸜鵒鳥也春秋昭二十五年有鸜鵒來巢傳曰書所無也鄭司農云不踰濟無妨於中國有之貉或爲猨謂善緣木之猨也汶水在魯北鄭之刀宋之斤魯之削吳粵之劒遷乎其地而弗能爲良地氣然也去此地而作之則不能使良也燕之角荆之幹妢胡之笴吳粵之金錫此材之美者也荆荆州也幹柘也可以爲弓弩之幹妢胡胡子之國在楚旁笴矢幹也禹貢荆州貢櫄幹栝柏及箘簵楛故書笴爲笴杜子春云妢讀爲焚咸丘之焚書或爲邠妢胡地名也笴當

周礼 （汉）郑玄注 （唐）陆德明释文

明刻本 国家图书馆藏

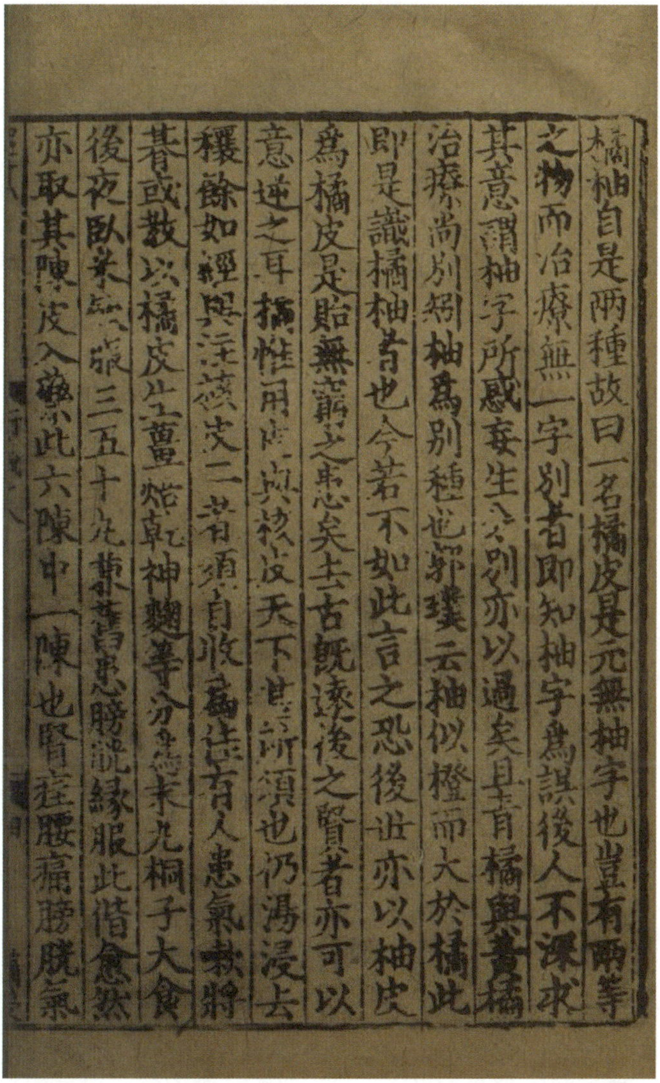
橘柚自是兩種故曰一名橘皮是元無柚字也豈有兩等
之物而治療無一字別者即知柚字為誤後人不深求
其意為柚字所惑妄生分別亦以過矣且青橘與黃橘
治療尚別矧柚為別種也郭璞云柚似橙而大於橘此
即是識橘柚者也今若不如此言之恐後世亦以柚皮
為橘皮是貽無窮之患矣去古既遠後之賢者亦可以
意逆之耳橘惟用皮與核皮天下甚所須也仍湯浸去
穰餘如經與注核皮二者須自收為佳有人患氣嗽將
朞或教以橘皮生薑焙乾神麴等分為末丸桐子大食
後夜臥米飲服三五十丸兼舊患膀胱緣服此偕愈然
亦取其陳皮入藥此六陳中一陳也腎疰腰痛膀胱氣

本草衍义　（宋）寇宗奭撰
宋淳熙十二年（1185）江西转运司刻宋庆元元年（1195）重修本
国家图书馆藏

黄柑甘橘郁薰芬，翠叶妍条细细匀。不为陈皮开膈冷，却留霜子到青春。

——明·林大钦《园果六首·其六·柑》

春分

初候，玄鸟至；
二候，雷乃发声；
三候，始电。

胜日寻芳泗水滨，无边光景一时新。
等闲识得东风面，万紫千红总是春。
宋·朱熹《春日》

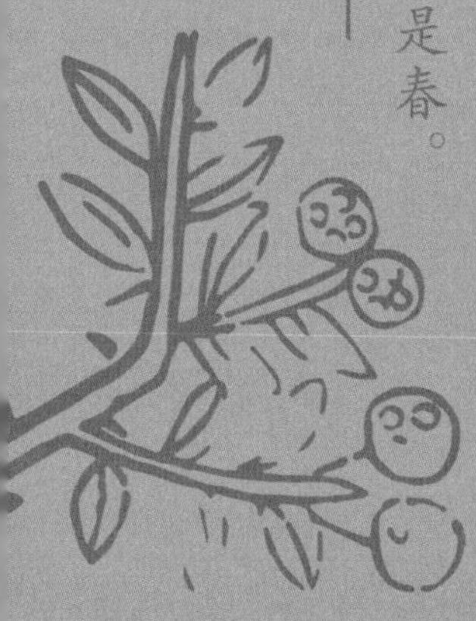

黑豆陈皮老鸡汤

(料)

- 主　料：老鸡1只约1000克
  瘦猪肉250克
- 辅　料：黑豆100克
  新会陈皮25克
  蜜枣25克
  凉开水1500克
- 料　头：姜片10克
- 调味料：精盐6克
  味精2克
  鸡粉2克
  冰糖5克
  绍酒5克

(制)

1. 陈皮用清水浸软去瓤，黑豆炒香后用温水洗干净备用。
2. 把鸡清洗干净，斩成块状；瘦肉横切成直径约3厘米大方粒，一起放入沸水中煮2分钟捞起过凉备用。
3. 把处理好的主料连同辅料、姜片一起放入炖盅。
4. 用凉开水1500克放入调味料调匀后倒入炖盅，隔水炖3个小时之后，撇去汤面上的浮油即成。

惊蛰

初候，桃始华；
二候，仓庚鸣；
三候，鹰化为鸠。

微雨众卉新，一雷惊蛰始。
田家几日闲，耕种从此起。
唐·韦应物《观田家》（节选）

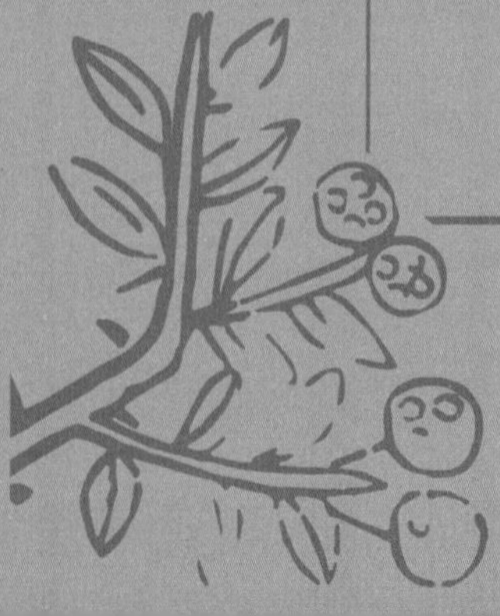

破氣湯

治元藏虛弱腹痛胸膈閉悶
杏仁一斤去皮尖麸炒别研 茴香四兩炒 良薑一兩
蓽澄茄二兩 陳皮二兩去白 桂花半斤 薑黃一兩
木香一兩 丁香一兩 甘草半斤 塩半斤
右件爲細末空心白湯點服

饮膳正要

（元）忽思慧撰 明刻本 国家图书馆藏

《赠刘景文／冬景》

宋·苏轼

荷尽已无擎雨盖，
菊残犹有傲霜枝。
一年好景君须记，
最是橙黄橘绿时。

都下亦貴之

雷公曰凡使勿用柚皮皺子皮其二件用不得凡修事須去白膜一重細剉用鯉魚皮裹一宿至明出用其橘皮年深者最妙

肘後方治卒失聲聲咽不出橘皮五兩水三升煑取一升去滓頓服

又方治食魚中毒濃煑橘皮飲汁

經驗後方治膈下冷氣及酒食飽滿常服青橘皮四兩鹽一兩分作四分一分無用湯浸青橘皮一宿漉出去穰又用鹽三分一處拌和勻候良久銚子內炒微焦爲末每服一錢半茶末半錢水一盞煎至七分放温常服不用入茶煎沸湯點亦妙

又方治婦人產後氣逆以青橘皮爲末葱白童子小便煎服之

食醫心鏡云主胷中大熱下氣消痰化食橘皮半兩微熬作末如茶法煎呷之

又方治卒食噎以陳皮一兩湯浸去穰焙爲末以水一大盞煎取半盞熱服

又方治吹妳不痒不痛腫硬如石以青橘皮二兩湯浸去穰焙爲末非時温酒下神驗

孫尚藥方治諸吃噫橘皮二兩湯浸去瓤剉以水一升煎之五合通熱頓服更加枳殼一兩去瓤炒同煎之服效

集驗方治腰痛不可忍橘子人炒研爲末每服一錢酒一盞煎至七分和滓空心服

列子吳楚有大木名櫾碧樹而冬生實丹而味酸食皮汁止憤厥之疾

尚書注小曰橘大曰柚揚州者爲善故錫貢也

唐書姜撫言服常春藤使白髮還驪則長生可致藤生太湖最良
終南往往有之不及也帝遣使者至太湖多取以賜中朝老
臣又言終南山有旱藕餌之延年狀類葛粉帝作湯餅賜大臣右驍
衛將軍甘守誠能訂藥石曰常春者千歲藟也旱藕牡蒙也方家久
不用撫易
名以神之太清諸草木方七月七日採蓮花七分八月八日採
根八分九月九日採實九分陰乾擣
篩服方寸
匕令人不老華山記華山頂有池生千
葉蓮花服之羽化
衍義曰藕實就蓬中乾者為石蓮子取其肉於砂盆中乾擦去浮
上赤色留青心為末少入龍腦為湯點寧心志清神然亦
有粉紅千葉白千葉者皆不實如此是有四等也
其根惟白蓮為佳今禁中又生碧蓮亦一瑞也

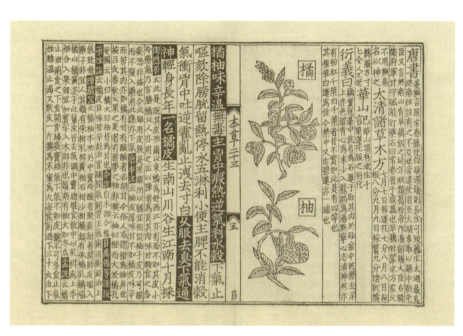

本草二十三　五

橘柚味辛溫無毒主胷中瘕熱逆氣利水穀下氣止
嘔欬除膀胱留熱停水五淋利小便主脾不能消穀
氣衝胷中吐逆霍亂止洩去寸白久服去臭下氣通
神輕身長年一名橘皮生南山川谷生江南十月採
陶隱居云此是說其皮功爾以東橘為好西江亦有而不如其皮小
冷療氣乃言勝橘北人亦用之並以陳者為良其肉味甘酸食之多
痰恐非益也今此雖用皮既是果類所以猶宜相從柚子皮乃可服
而不復入藥用此應亦下氣唐本注云柚皮厚味甘不如橘皮味辛
而苦其肉亦如橘有甘有酸酸者名胡甘今俗人或謂橙為柚非也
按呂氏春秋云果之美者有雲夢之柚郭璞云柚似橙而大於橘孔
安國云小曰橘大曰柚皆為甘也今注自木部今移臣禹錫等謹按
藥性論云橘皮臣味苦辛能治胷膈間氣開胃主氣痢消痰涎治上
氣欬嗽陳藏器云橘柚本功外中實冷酸者聚痰甜者潤肺皮堪入
藥子非宜人其類有朱柑乳柑黃柑石柑沙柑橘類有朱橘乳橘塌
橘山橘黃淡子此輩皮皆去氣調中實總堪食就中以乳柑為上本
經合入果部宜加實字入木部非也嶺南有柚大如冬瓜孟詵云橘
止泄痢食之下食開胷膈痰實結氣下氣不如皮穰不可多食止氣
性雖溫止渴又乾皮一斤擣為末蜜為丸每食前酒下三十丸治下

重修政和经史证类备用本草　（宋）唐慎微撰

明刻本　国家图书馆藏

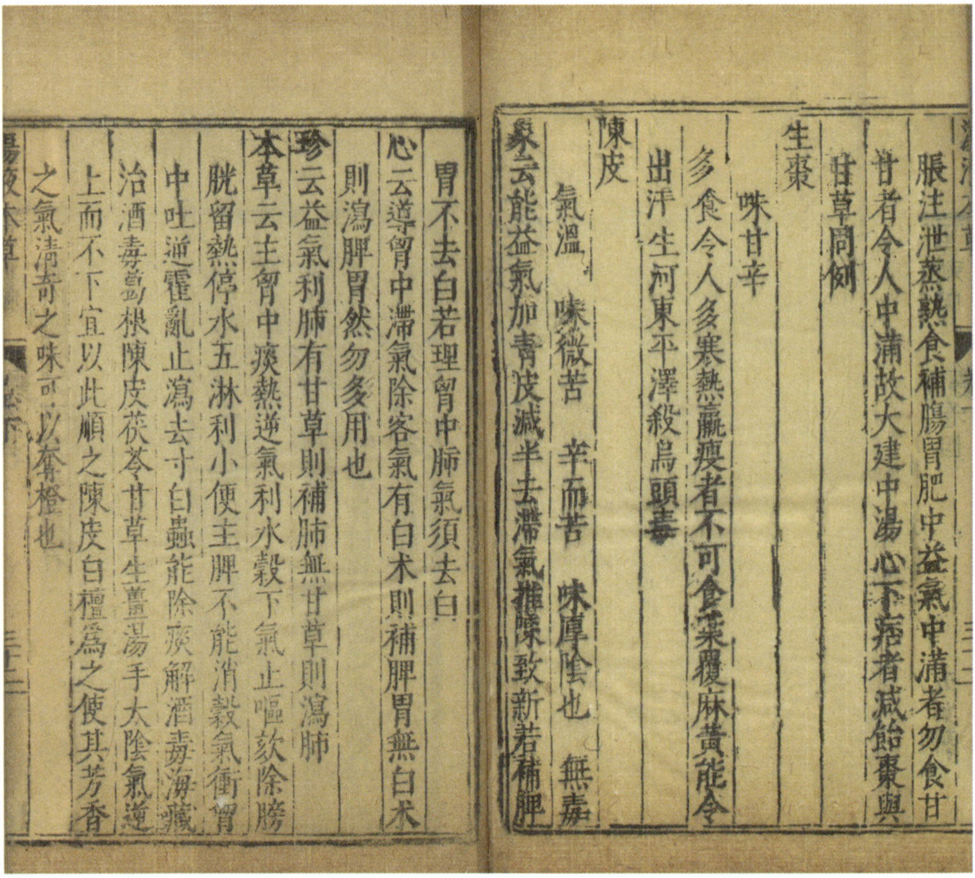
脹注泄蒸熟食補腸胃肥中益氣中滿者勿食甘
甘者令人中滿故大建中湯心下痞者減餳棗與
甘草同例
生棗
味甘辛
多食令人多寒熱羸瘦者不可食棗覆麻黃能令
出汗生河東平澤殺烏頭毒
陳皮
氣溫　味微苦　辛而苦　味厚陰也　無毒
象云能益氣加青皮減半去滯氣推陳致新若補脾
胃不去白若理胸中肺氣須去白
心云導胸中滯氣除客氣有白朮則補脾胃無白朮
則瀉脾胃然勿多用也
珍云益氣利肺有甘草則補肺無甘草則瀉肺
本草云主胸中瘕熱逆氣利水穀下氣止嘔欬除膀
胱留熱停水五淋利小便主脾不能消穀氣衝胸
中吐逆霍亂止瀉去寸白蟲能除痰解酒毒海藏
治酒毒葛根陳皮茯苓甘草生薑湯手太陰氣逆
上而不下宜以此順之陳皮白檀爲之使其芳香
之氣清奇之味可以奪橙也

汤液本草　（元）王好古撰
明刻本　国家图书馆藏

长江春水绿堪染，莲叶出水大如钱。江头橘树君自种，那不长系木兰船。

——唐·张籍《春别曲》

谷雨

初候，萍始生；

二候，鸣鸠拂其羽；

三候，戴胜降于桑。

落絮游丝三月候，风吹雨洗一城花。

未知东郭清明酒，何似西窗谷雨茶。

宋·黄庭坚《见二十弟倡和花字漫兴五首·其一》

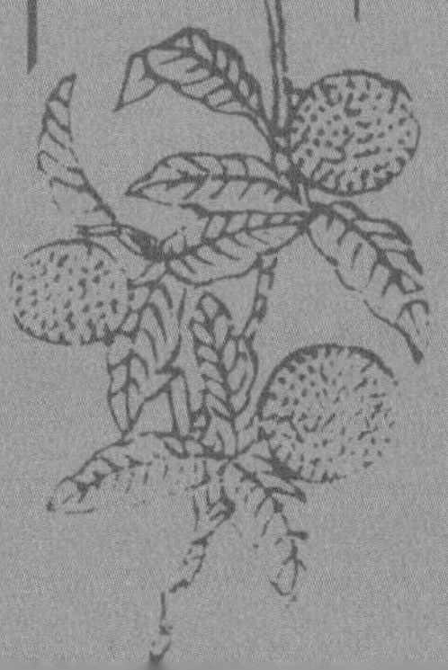

陈皮丝蒸猪肉丸

料

- 主　料：半肥瘦猪肉 500 克
- 辅　料：五年新会陈皮 15 克
  - 葱花 20 克
  - 清水 50 克
- 调味料：精盐 10 克
  - 味精 15 克
  - 白糖 20 克
  - 鸡粉 5 克
  - 淀粉 30 克
  - 生粉 3 克
  - 胡椒粉 0.5 克
  - 香油 20 克

制

1. 将半肥瘦猪肉切成约 50 克方块，洗干净沥去水分，用生粉腌制好放入冰箱冷藏 1 小时后拿出剁碎，将陈皮用清水浸软去瓤，一半切丝，一半切成幼粒备用。
2. 猪肉碎加入精盐搅拌至起胶，加入味精、白糖、鸡粉、胡椒粉、陈皮幼粒。猪肉继续搅拌，加入水淀粉打至胶状，最后放入香油。
3. 将猪肉泥挤成约 25 克的肉丸，摆放整齐上碟，然后撒上陈皮丝，放入蒸柜大火蒸 10 分钟至熟透，取出撒上葱花即成。

清明

初候，桐始华；
二候，田鼠化为鴽；
三候，虹始见。

清明时节雨纷纷，路上行人欲断魂。
借问酒家何处有，牧童遥指杏花村。

唐·杜牧《清明》

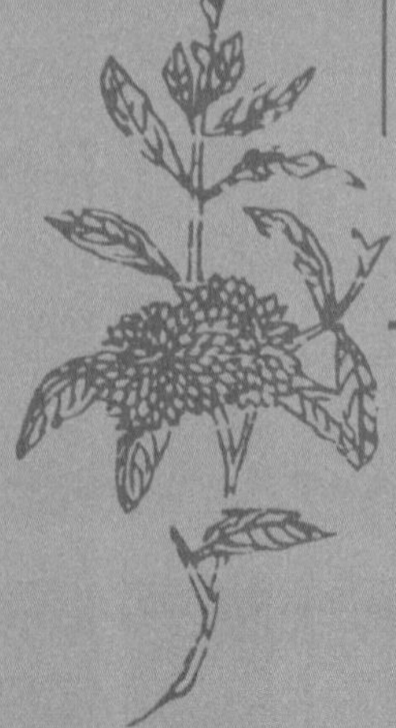

橘皮醒酲湯

治酒醉不解嘔噫吞酸

香橙皮一斤去白　陳橘皮一斤去白　檀香四兩　葛花半斤

菉荳花半斤　人參二兩去蘆　白荳蔻仁二兩　鹽六兩炒

右件為細末每日空心白湯點服

饮膳正要

（元）忽思慧撰　明刻本　国家图书馆藏

《浣溪沙·咏橘》

宋·苏轼

菊暗荷枯一夜霜。新苞绿叶照林光。竹篱茅舍出青黄。

香雾噀人惊半破，清泉流齿怯初尝。吴姬三日手犹香。

本草纲目

（明）李时珍撰　明刻本　国家图书馆藏

○

〔時珍曰〕橘皮紋細色紅而薄内多筋脉其味苦辛柑皮紋粗色黄而厚内多白膜其味辛甘柚皮最厚而虚紋更粗色黄内多膜無筋其味甘多辛少但以此别之即不差矣橘皮性温柑柚皮性冷不可不知今天下多以廣中來者爲勝江西者次之然亦多以柑皮　雜之柑皮猶可用柚皮則懸絕矣凡橘皮入和中理胃藥則留白入下氣消痰藥則去白其說出於聖濟經去白者以白湯入鹽洗潤透刮去筋膜晒乾用亦有煮焙者各隨本方

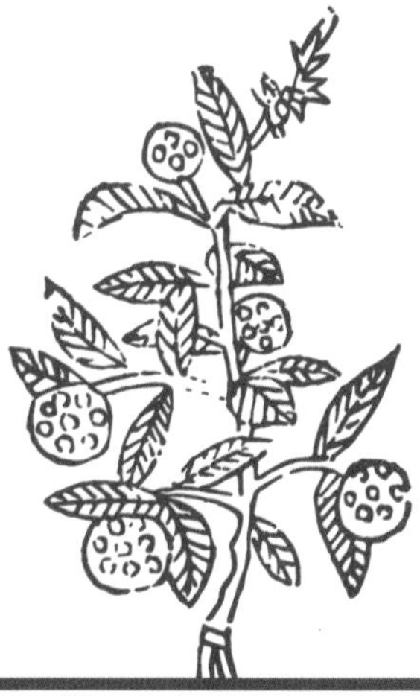

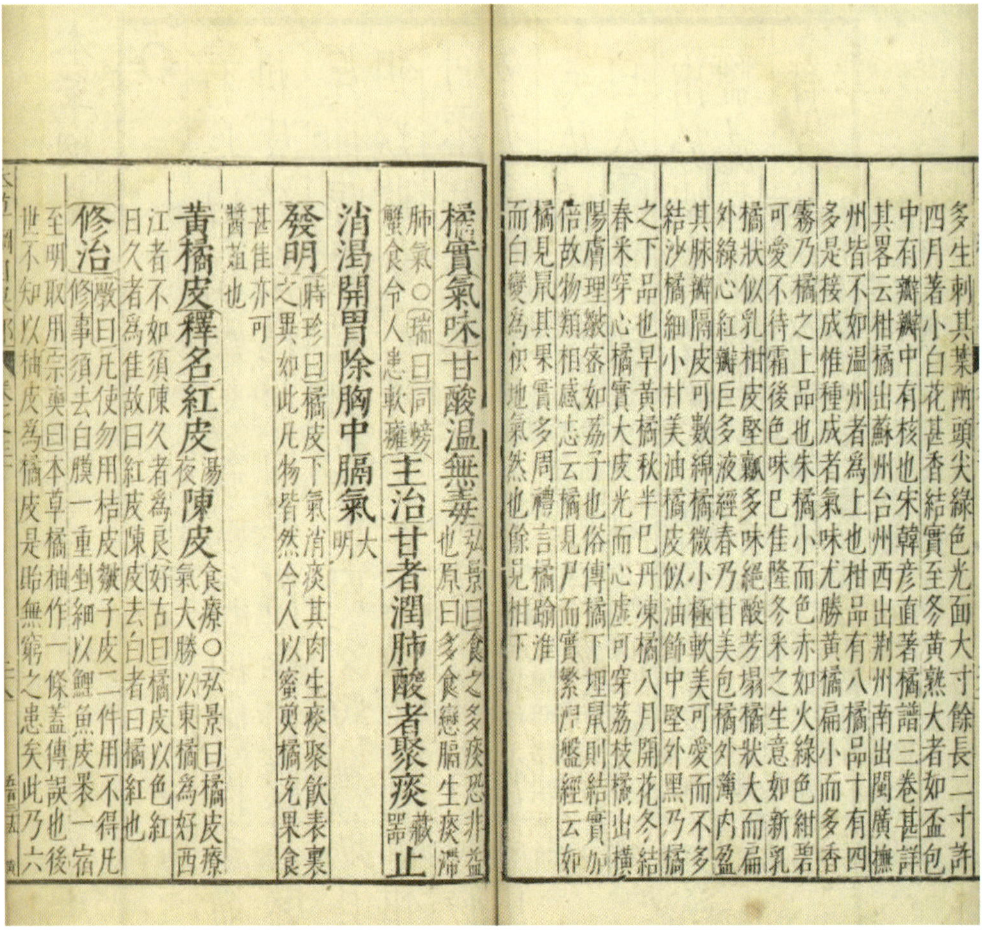
多生刺其葉兩頭尖綠色光面大寸餘長二寸許四月著小白花甚香結實至冬黃熟大者如盃包中有瓣瓣中有核也宋韓彥直著橘譜三卷甚詳其畧云柑橘出蘇州台州西出荆州南出閩廣撫州皆不如溫州者爲上也柑品有八橘品十有四多是接成惟種成者氣味尤勝黃橘扁小而多香霧乃橘之上品也朱橘小而色赤如火綠橘紺碧可愛不待霜後色味已佳隆冬采之生意如新乳橘狀似乳柑皮堅瓤多味絕酸芳塌橘狀大而扁外綠心紅瓣巨多液經春乃甘美包橘外薄內盈其脉瓣隔皮可數綿橘微小極軟美可愛而不多結沙橘細小甘美油橘皮似油飾中堅外黑乃橘之下品也早黃橘秋半已丹凍橘八月開花冬結春采穿心橘實大皮光而心虛可穿荔枝橘出橫陽膚理皺密如荔子也俗傳橘下埋鼠則結實加倍故物類相感志云橘見尸而實繁涅槃經云如橘見鼠其果實多周禮言橘踰淮而白變爲枳地氣然也餘見柑下

橘實氣味甘酸溫無毒弘景曰食之多痰恐非益也原曰多食戀膈生痰滯肺氣○瑞曰同螃蟹食令人患軟癱主治甘者潤肺酸者聚痰藏器止消渴開胃除胸中膈氣大明

發明時珍曰橘皮下氣消痰其肉生痰聚飲表裏之異如此凡物皆然今人以蜜煎橘充果食甚佳亦可醬菹也

黃橘皮釋名紅皮湯液陳皮食療○弘景曰橘皮療氣大勝以東橘爲好西江者不如須陳久者爲良好古曰橘皮以色紅日久者爲佳故曰紅皮陳皮去白者曰橘紅也

修治斅曰凡使勿用枯皮皺子皮二件用不得凡修事須去白膜一重剉細以鯉魚皮裹一宿至明取用宗奭曰本草橘柚作一條蓋傳誤也後世不知以柚皮爲橘皮是貽無窮之患矣此乃六

本草纲目　（明）李时珍撰

明刻本　国家图书馆藏

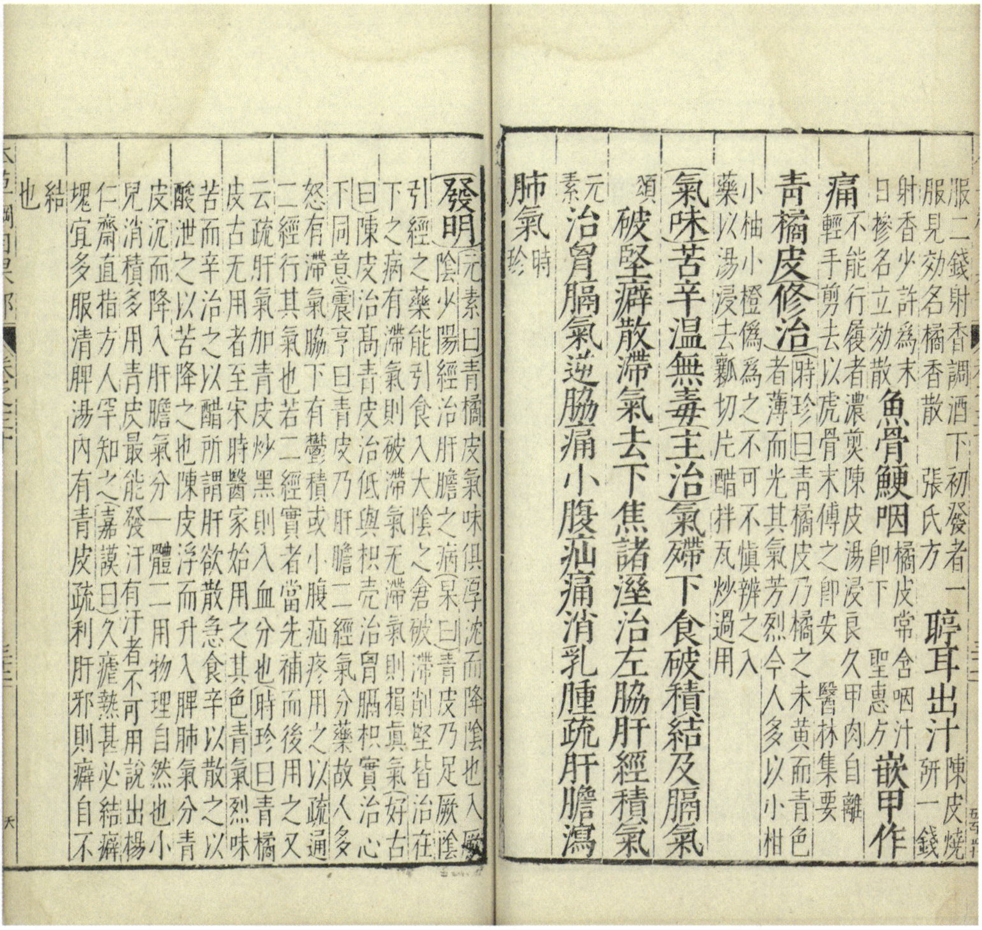

服二錢射香調酒下初發者一服見効名橘香散　張氏方**聤耳出汁**陳皮燒研一錢射香少許為末日摻名立効散**魚骨鯁咽**橘皮常含咽汁即下　聖惠方**嵌甲作痛**不能行履者濃煎陳皮湯浸良久甲肉自離輕手剪去以虎骨末傅之即安　醫林集要

青橘皮修治（時珍曰）青橘皮乃橘之未黃而青色者薄而光其氣芳烈今人多以小柑小柚小橙僞為之不可不慎辨之入藥以湯浸去瓤切片醋拌瓦炒過用

氣味苦辛溫無毒**主治**氣滯下食破積結及膈氣頌**破堅癖散滯氣去下焦諸溼治左脇肝經積氣**元素**治胷膈氣逆脇痛小腹疝痛消乳腫疏肝膽瀉肺氣**時珍

發明（元素曰）青橘皮氣味俱厚沉而降陰也入厥陰少陽經治肝膽之病（杲曰）青皮乃足厥陰引經之藥能引食入太陰之倉破滯削堅皆治在下之病有滯氣則破滯氣无滯氣則損真氣（好古曰）陳皮治高青皮治低與枳殼治胷膈枳實治心下同意（震亨曰）青皮乃肝膽二經氣分藥故人多怒有滯氣脇下有鬱積或小腹疝疼用之以疏通二經行其氣也若二經實者當先補而後用之又云疏肝氣加青皮炒黑則入血分也（時珍曰）青橘皮古无用者至宋時醫家始用之其色青氣烈味苦而辛治之以醋所謂肝欲散急食辛以散之以酸泄之以苦降之也陳皮浮而升入脾肺氣分青皮沉而降入肝膽氣分一體二用物理自然也小兒消積多用青皮最能發汗有汗者不可用說出楊仁齋直指方人罕知之（嘉謨曰）久瘧熱甚必結癖塊宜多服清脾湯內有青皮疏利肝邪則癖自不結也

本草纲目　（明）李时珍撰

明刻本　国家图书馆藏

醉别江楼橘柚香，江风引雨入舟凉。忆君遥在潇湘月，愁听清猿梦里长。

——唐·王昌龄《送魏二》

小满

初候，苦菜秀；
二候，靡草死；
三候，麦秋至。

夜莺啼绿柳，皓月醒长空。
最爱垄头麦，迎风笑落红。

宋·欧阳修《五绝·小满》

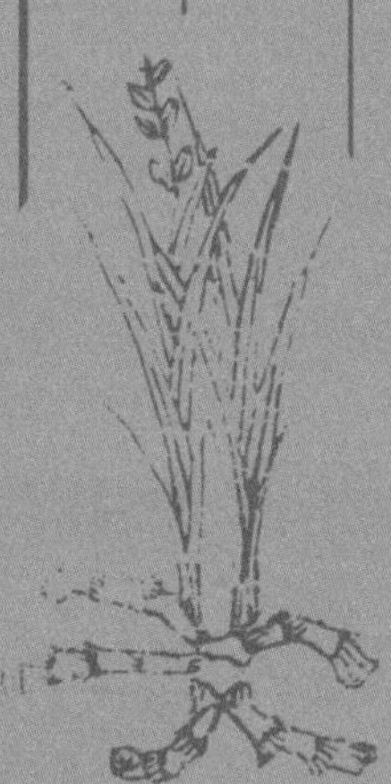

陈皮肉末蒸茄子

料

· 主　料：新鲜茄子 600 克
· 辅　料：新会陈皮 25 克
　　　　　青红尖椒各 10 克
　　　　　五花肉 100 克
· 料　头：香葱 10 克
　　　　　大蒜 10 克
　　　　　姜 8 克
· 调味料：食用油 500 克
　　　　　精盐 3 克
　　　　　味精 5 克
　　　　　鸡粉 5 克
　　　　　白糖 6 克
　　　　　生抽 10 克
　　　　　蚝油 10 克
　　　　　胡椒粉 1 克

制

1. 将茄子洗净，间隔去皮切成 3 厘米长的柱状。
2. 五花肉切中粒，陈皮用清水浸软去瓤剁成茸，青红椒、姜、蒜切粒，香葱切葱花待用。
3. 烧锅下油，待油温升至 160℃时倒入茄子炸软出锅，利用锅中余油倒入肉粒、姜、蒜，爆香后放入陈皮茸、调味料，调成肉酱。
4. 将茄子排好装在碟上，在上面均匀放上肉酱及青红椒粒。
5. 将茄子放入蒸柜、大火蒸 5 分钟至熟透，拿出撒上葱花，即成。

立夏

初候，蝼蝈鸣；
二候，蚯蚓出；
三候，王瓜生。

竹摇清影罩幽窗，两两时禽噪夕阳。
谢却海棠飞尽絮，困人天气日初长。
——宋・朱淑真《初夏》

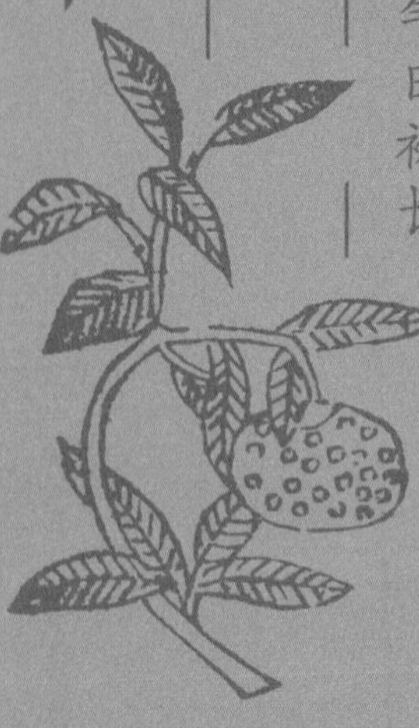

羊骨粥

治虚勞腰膝無力
羊骨一付全者搥碎 陳皮二錢去白 良薑二錢
草菓二箇 生薑一兩 塩少許
右水三斗慢火熬成汁濾出澄清如常作粥或作羹
湯亦可

饮膳正要

（元）忽思慧撰 明刻本 国家图书馆藏

《浣溪沙》

五代·孙光宪

蓼岸风多橘柚香。江边一望楚天长。片帆烟际闪孤光。目送征鸿飞杳杳，思随流水去茫茫。兰红波碧忆潇湘。

良配陈皮

梦林玄解

（明）陈士元增删 （明）何栋如重辑 明刻本 国家图书馆藏

○

橙皮湯 吉

占曰 橙香物也。字從登木。夢飲此湯者。士人秋試可喜。爲天香滿袖之徵。常人兆堂可慶。爲登於悲。歌之兆。書生幼小夢此。年十八必主登科。

陳皮湯 吉

占曰 陳皮蘇爽。寬中利氣之物。夢飲其湯者。心平氣和。精神爽。煩惱除。忿怒息。憂悶散。若病人夢之。當遇良醫。

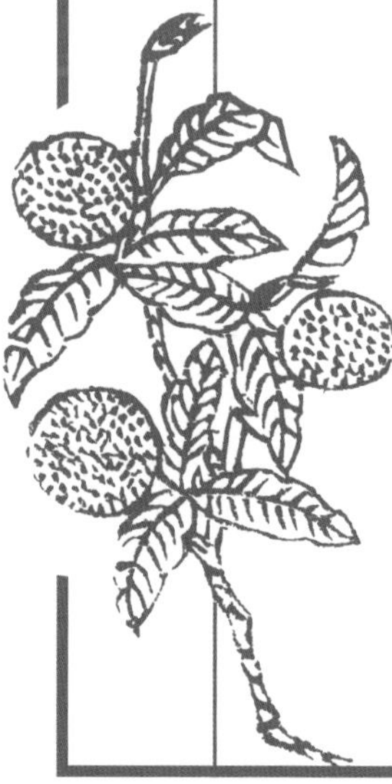

橘柚生江南。
及山南山谷。
今以廣中者稱勝。

本草乘雅半偈 （明）卢之颐撰 清文渊阁四库全书本

广陈皮

良配陈皮 第二部分

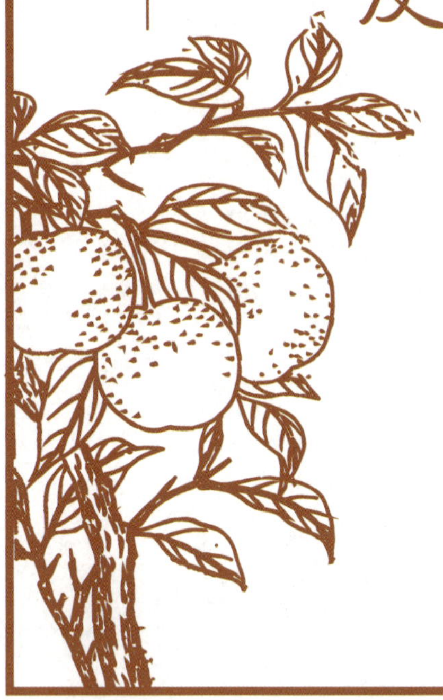

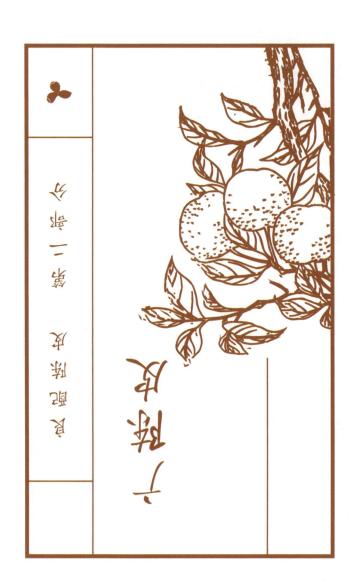

五十株凡株得橙中數可二百實一實重率在三四兩之間略五實而爲一斤每株年可得四十斤每畝年可得六千斤就橙地市橙年年中價每百斤而值九兩一畝之値始五百四十兩有奇云與藝穀相比其率蓋若一與九十矣老農請言植橙之費吾縣瀕海凡種植家皆築圍以避潮圍內爲壆資畜洩焉此爲第一義其費每畝爲

蒲葵二水松隄內三排荔蕉桃李相間樹之壆可以畜魚豪可以藝禾橙下餘地可以植蔬六年以後常年經費賃田之租每畝二兩四錢糞田之用每畝三兩六錢治田之工每百畝僱用四人惟植橙用工特少橙熟收實時則屆散工耳每年

蒲葵二水松隄內三排荔蕉桃李相間樹之壆可以畜魚豪可以藝禾橙下餘地可以植蔬六年以後常年經費賃田之租每畝二兩四錢糞田之用每畝三兩六錢治田之工每百畝僱用四人惟植橙用工特少橙熟收實時則屆散工耳每年

蒲葵二水松隄內三排荔蕉桃李相間樹之壆可以畜魚豪可以藝禾橙下餘地可以植蔬六年以後常年經費賃田之租每畝二兩四錢糞田之用每畝三兩六錢治田之工每百畝僱用四人惟植橙用工特少橙熟收實時則屆散工耳每年

說橙

西人之言曰。歐洲之地。上徹至肥。下徹至磽。計其中數。每畝歲產之物。值銀四十七兩。而法國沃衍之菜園。每畝歲產。有值銀至七千五百兩者。嗚呼。何其盛也。西人又言曰。凡地在離赤道二十至三十度之間者。其所出物。與四十至五十度之間者相較。約如六五與三五之比例。吾準是算之中國。每畝歲產之值。其中數約當得九十兩。吾粵人也。所知者粵中再熟之地。用以藝穀。每年值銀中數。不過六兩有奇耳。西人又言曰。凡上農之治田也。必察其土宜。而慎擇其所植。同一地也。所植之種。爲貴爲賤。其產值之相懸。乃至如一與一百二十之比例。吾以是驗之吾縣。植物之大宗者。藝穀之外。曰桑。曰菸葉。曰蒲葵。曰柑橘。曰橙。蓋植柑橘之利。三倍於藝穀。植蒲葵之利。五倍於藝穀。植桑之利。十倍於藝穀云。（菸葉之利未得確數）新會之橙。天下之所聞也。老農爲余言。植橙之地。凡畝而容百藷。植藷之利。每年可三兩六錢。新樹畏烈日。自第二年至第五年。必間歲植蔗及瓜豆芋栗之屬。以捍蔽之。植蔗之利。年可二十兩。植瓜豆之利。年可十四兩。其視藝穀所獲。已一倍至二倍矣。園隄內外。樹以雜果。木隄外二排。二兩四錢。墊地爲界。界有小濠。此爲第二義。墊地之費。每畝八錢。開濠如之。買樹爲第三義。每樹一株。值銀三分六釐。每畝之費。爲五兩四錢。吾縣之田。每年中價。二兩四錢。而賃一畝。其初植之第一年。出主重征之率。畝而加

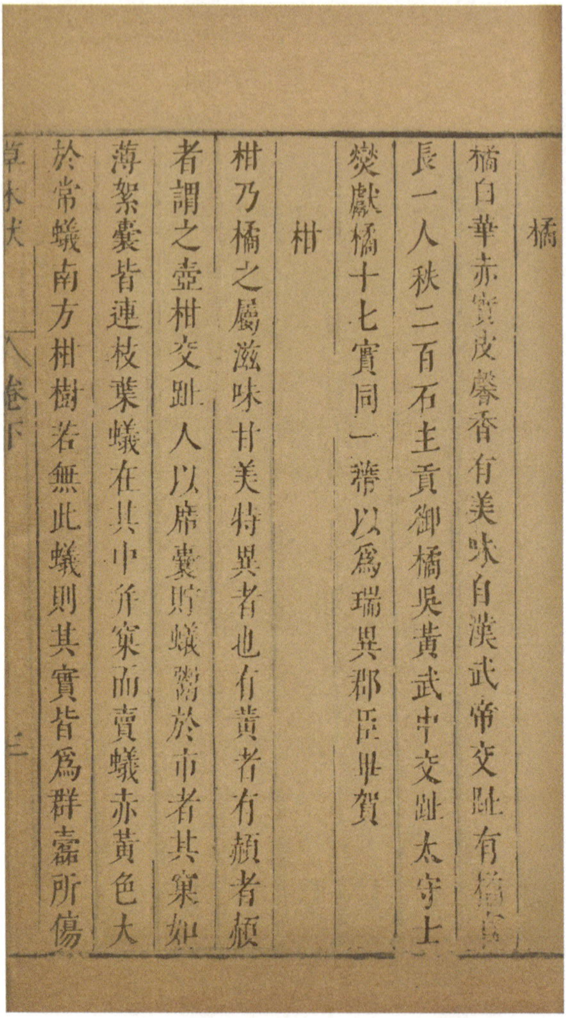

橘

橘白華赤實皮馨香有美味自漢武帝交趾有橘官長一人秩二百石主貢御橘吳黃武中交趾太守士燮獻橘十七實同一蔕以爲瑞異郡臣畢賀

柑

柑乃橘之屬滋味甘美特異者也有黃者有赬者赬者謂之壺柑交趾人以席囊貯蟻鬻於市者其窠如薄絮囊皆連枝葉蟻在其中并窠而賣蟻赤黃色大於常蟻南方柑樹若無此蟻則其實皆爲群蠹所傷

草木狀 卷下 三

南方草木状　（晋）嵇含撰

明刻本　国家图书馆藏

广东地处岭南，自古盛产柑橘。“自汉武帝，交趾有橘官长一人，秩二百石，主贡御橘”。汉代，广州设有橘官的职务，主管贡橘。

南方草木状

○橘白華赤實皮馨香有美味自漢武帝交趾有橘官長一人秩二百石主貢御橘吳黃武中交趾太守士燮獻橘十七實同一蔕以爲瑞異郡臣畢賀

陳皮

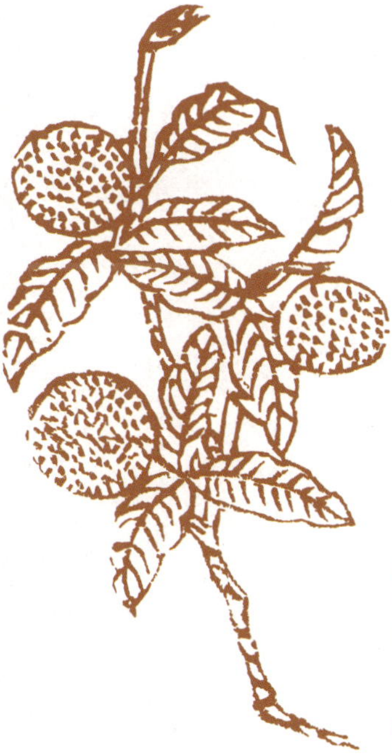

新霜彻晓报秋深，染尽青林作缬林。惟有橘园风景异，碧丛丛里万黄金。

——宋·范成大《秋日田园杂兴》（节选）

芒种

初候，螳螂生；
二候，鵙始鸣；
三候，反舌无声。

时雨及芒种，四野皆插秧。
家家麦饭美，处处菱歌长。
宋・陆游《时雨》（节选）

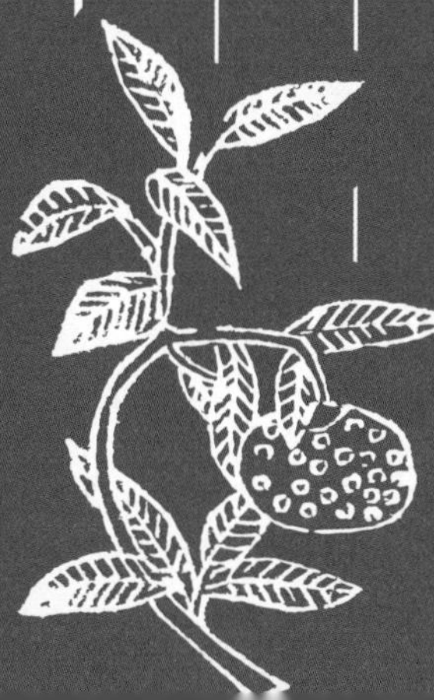

羊肉羹

治腎虛衰弱腰脚無力
羊肉半斤細切 蘿蔔一箇切作片 草果一錢
陳皮去白一錢 良薑一錢 蓽撥一錢 胡椒一錢
葱白三莖
右件水熬成汁入鹽醬熬湯下麵餅子作羹食之將
湯澄清作粥食之亦可

饮膳正要

（元）忽思慧撰 明刻本 国家图书馆藏

夏至

初候，鹿角解；
二候，蜩始鸣；
三候，半夏生。

绿树阴浓夏日长，楼台倒影入池塘。
水晶帘动微风起，满架蔷薇一院香。
——唐·高骈《山亭夏日》

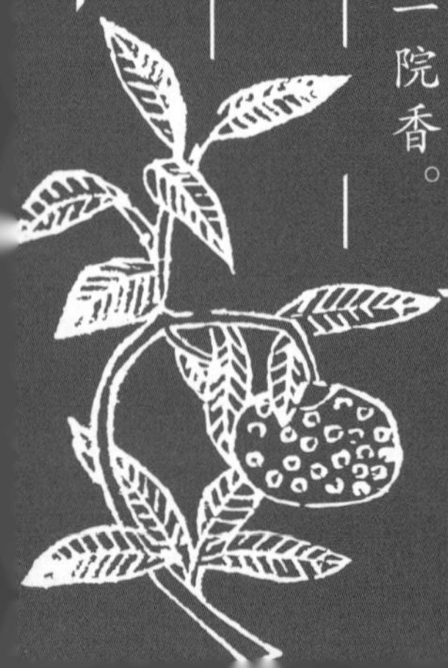

陈皮西红柿

料

· 主 料：西红柿 500 克
· 辅 料：新会九制陈皮 100 克

制

1. 将西红柿用热水烫 3 分钟，然后把西红柿皮剥掉。
2. 将九制陈皮打成粉末备用。
3. 把已去皮的西红柿改切成约 3 厘米大小块状装碟，撒上陈皮粉末即成。

《秋宿湘江遇雨》

唐·谭用之

江上阴云锁梦魂，
江边深夜舞刘琨。
秋风万里芙蓉国，
暮雨千家薜荔村。
乡思不堪悲橘柚，
旅游谁肯重王孙。
渔人相见不相问，
长笛一声归岛门。

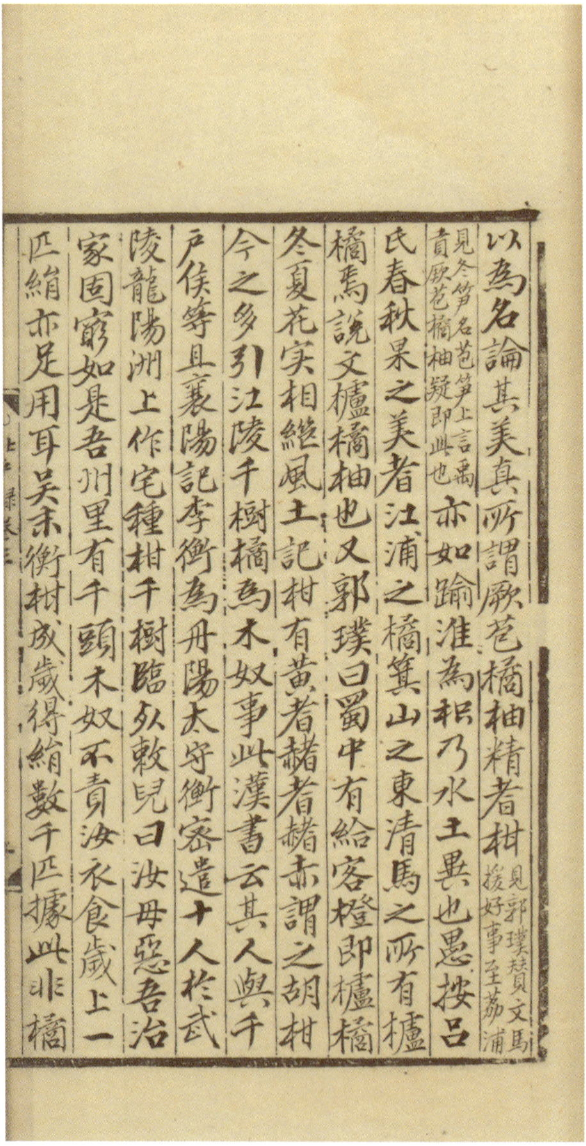

以為名論其美真所謂厥苞橘柚精者柑見郭璞賛文馬援好事至荔浦
見冬笋名苞笋上言禹貢厥苞橘柚疑即此也亦如踰淮為枳乃水土異也愚按呂
氏春秋果之美者江浦之橘箕山之東清馬之所有櫨
橘焉說文櫨橘柚也又郭璞曰蜀中有給客橙即櫨橘
冬夏花实相繼風土記柑有黄者赭者赭亦謂之胡柑
今之多引江陵千樹橘為木奴事此漢書云其人與千
户侯等且襄陽記李衡為丹陽太守衡密遣十人於武
陵龍陽洲上作宅種柑千樹臨死敕兒曰汝母惡吾治
家困窮如是吾州里有千頭木奴不責汝衣食歲上一
匹絹亦足用耳吴末衡柑成歲得絹數千匹據此非橘

北户录　（唐）段公路撰
明抄本　国家图书馆藏

北户录

○ 變柑

新州出変柑有苞大于升者但皮薄如洞庭之橘餘柑之所弗及傳云本自高要移植不數百里形味俱変因以為名論其美真所謂厥苞橘柚精者

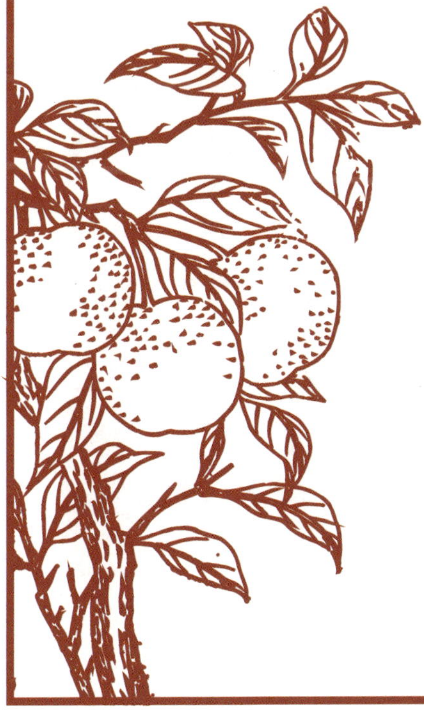

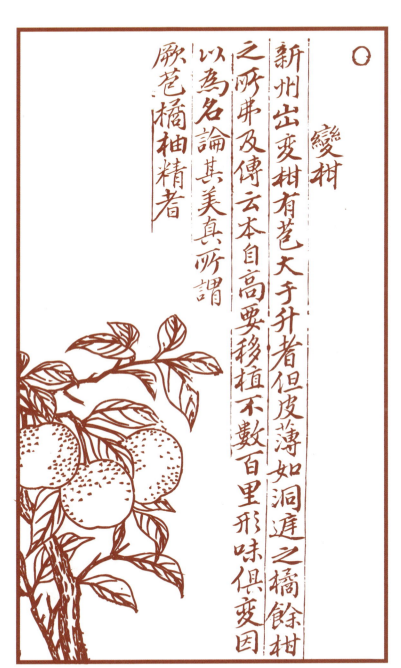

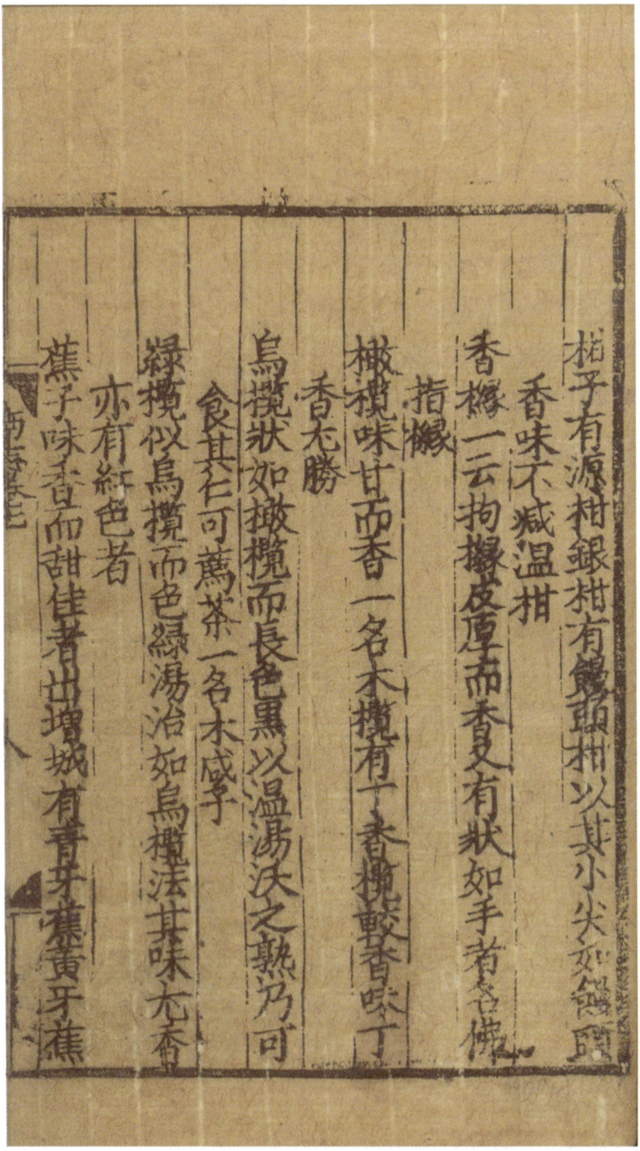

柑子有源柑、銀柑、有饅頭柑，以其小尖如饅頭。

香味不減温柑。

香橼，一云拘櫞，皮厚而香，又有狀如手者，名佛手。

指橼

橄欖，味甘而香，一名木欖，有丁香欖，較香味丁香尤勝。

烏欖，狀如橄欖而長，色黑，以温湯沃之，熟乃可食，其仁可薦茶，一名木威子。

緑欖，似烏欖而色緑，湯治如烏欖法，其味尤香，亦有紅色者。

蕉子，味香而甜，佳者出增城，有青牙蕉、黄牙蕉。

［大德］南海志　（元）陈大震、吕桂孙纂修

元刻本　国家图书馆藏

杂橘柚以为囿兮，列新夷与椒桢。

——汉·东方朔《七谏》（节选）

大暑

初候，腐草为萤；
二候，土润溽暑；
三候，大雨时行。

毕竟西湖六月中，风光不与四时同。
接天莲叶无穷碧，映日荷花别样红。
——宋·杨万里《晓出净慈寺送林子方》

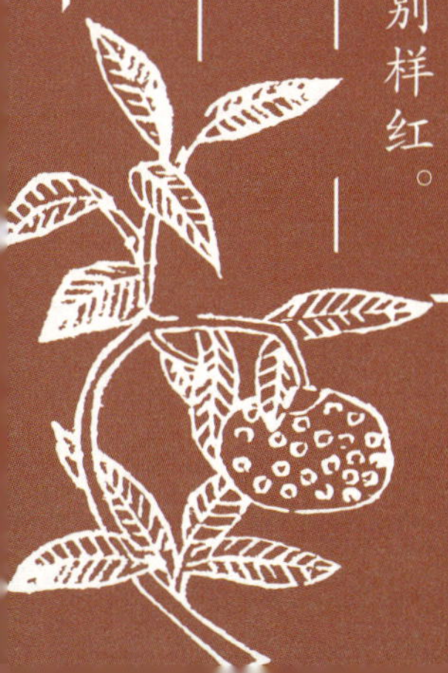

陈皮饼

料

- 皮　料：中筋面粉 200 克
  低筋面粉 160 克
  玉米油 95 克
  白糖 20 克
  清水 100 克
- 馅　料：陈皮冬蓉馅 250 克
  中筋面粉 10 克
  白糖 50 克

制

1. 将中筋面粉 200 克、清水 100 克、玉米油 30 克、白糖 20 克揉合成光滑的水油面团；将低筋面粉 160 克、玉米油 65 克，揉合成油酥面团。覆保鲜膜静置 20 分钟。
2. 将中筋面粉 10 克，白糖 50 克和陈皮冬蓉馅混合待用。
3. 将水油面团均匀按扁，比油酥面团略大一圈，放上油酥，收拢水油皮，收口朝下捏紧。
4. 面杖轻轻均匀地把面擀成长方形，翻面，将面片三折，盖保鲜膜松弛 15 分钟。
5. 松弛好的面片再轻轻擀开擀薄，顺着长边卷起来，分切成 8 等份，盖保鲜膜松弛 15 分钟。
6. 取一份松弛好的面卷轻轻擀开擀薄，包入适量馅料，收成包子形状，捏紧，收口朝下，轻轻按扁，全部整理好松弛 10 分钟。
7. 松弛好的面饼，放入烤盘，烤箱预热 170°C，烤 15 分钟左右。表面上色，边缘起酥皮，触碰有弹性即可出炉，装碟即成。

小暑

初候，温风至；
二候，蟋蟀居辟；
三候，鹰乃学习。

别院深深夏席清，石榴开遍透帘明。
树阴满地日当午，梦觉流莺时一声。
——宋·苏舜钦《夏意》

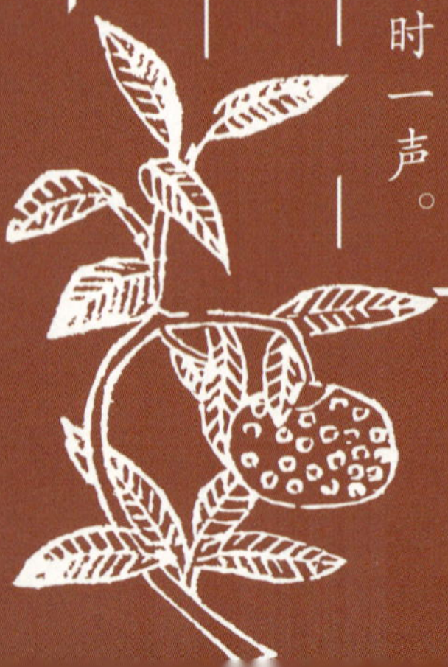

棗湯

乹棗一斤去核生姜半斤
炒盐二兩甘草陳皮各一兩
同擣成膏

易牙遗意

（明）韩奕撰 明刻本 国家图书馆藏

《临江仙》

五代·牛希济

洞庭波浪飐晴天，
君山一点凝烟。
此中真境属神仙。
玉楼珠殿，
相映月轮边。
万里平湖秋色冷，
星辰垂影参然。
橘林霜重更红鲜。
罗浮山下，
有路暗相连。

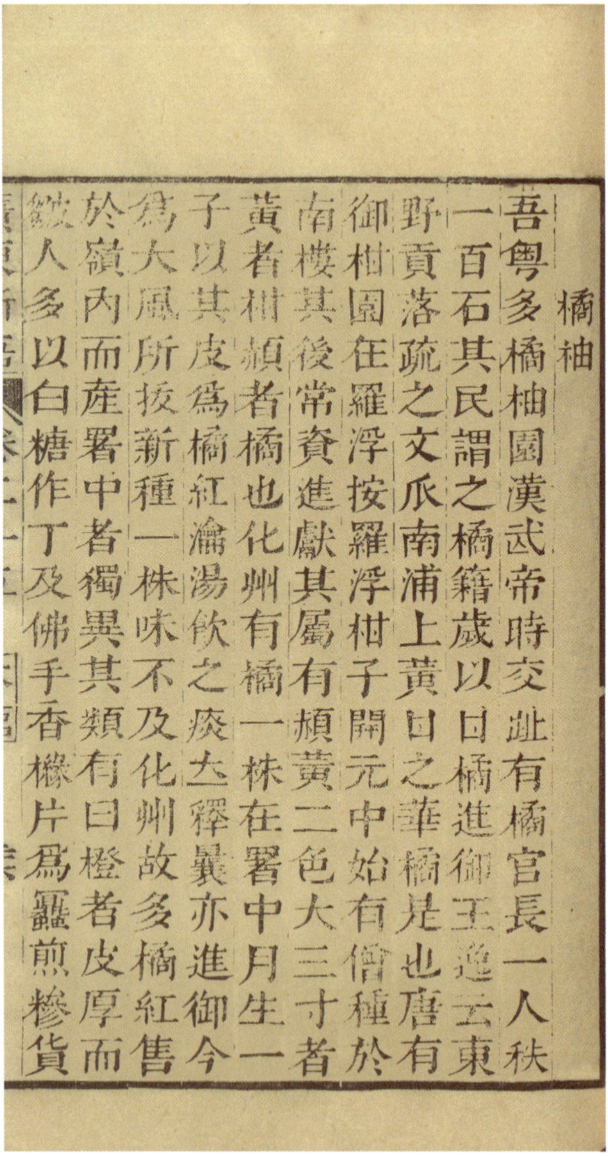

橘柚

吾粤多橘柚園漢武帝時交趾有橘官長一人秩一百石其民謂之橘籍歲以甘橘進御王逸云東野貢落疏之文瓜南浦上黃甘之華橘是也唐有御柑園在羅浮按羅浮柑子開元中始有僧種於南樓其後常資進獻其屬有頳黃二色大三寸者黃者柑頳者橘也化州有橘一株在署中月生一子以其皮爲橘紅瀹湯飲之痰立釋曩亦進御今爲大風所拔新種一株味不及化州故多橘紅售於嶺內而産署中者獨異其類有曰橙者皮厚而皺人多以白糖作丁及佛手香橼片爲蜜煎糝貨

广东新语 （清）屈大均撰

清刻本 国家图书馆藏

○

陳村

順德有水鄉曰陳村周廻四十餘里涌水通潮縱横曲折無有一園林不到夾岸多水松大者合抱枝榦低垂時有綠煙鬱勃而出橋梁長短不一處處相通舟入者咫尺迷路以爲是也而已隔花林數重矣居人多以種龍眼爲業彌望無際約有數十萬株荔支柑橙諸果居其三四

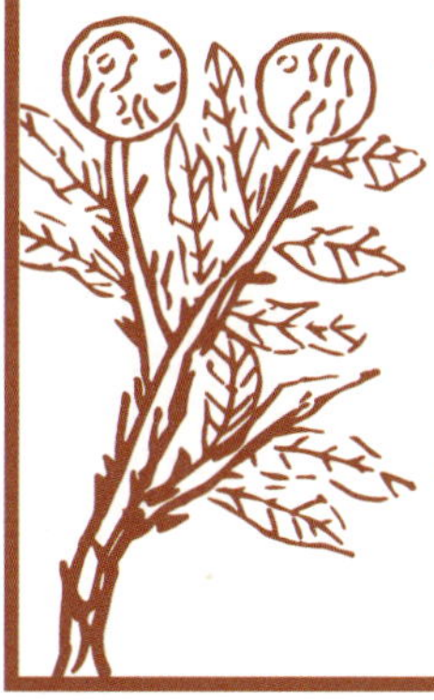

本经逢源

○橘皮 苦辛温無毒。產粵東新會。陳久者良。陰虛乾欬。蜜水製用。

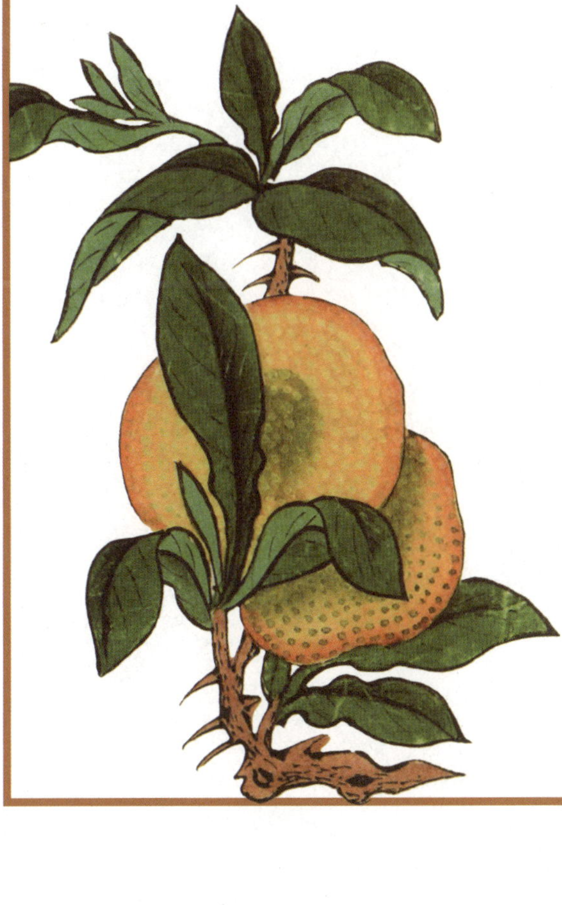

（清）张璐撰 国家图书馆藏

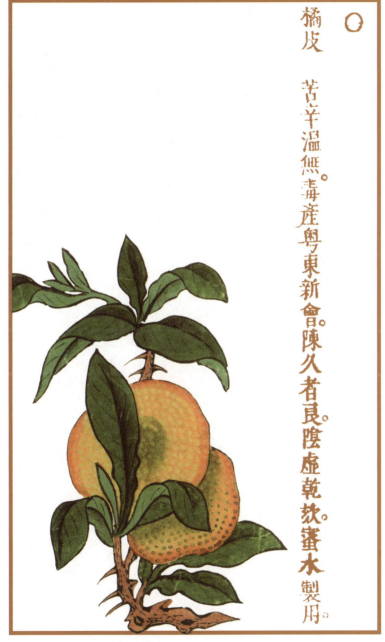

枫林橘树丹青合，复道重楼锦绣悬。

——唐·杜甫《夔州歌十绝句》（节选）

处暑

初候，鹰乃祭鸟；
二候，天地始肃；
三候，禾乃登。

离离暑云散，袅袅凉风起。
池上秋又来，荷花半成子。

唐·白居易《早秋曲江感怀》（节选）

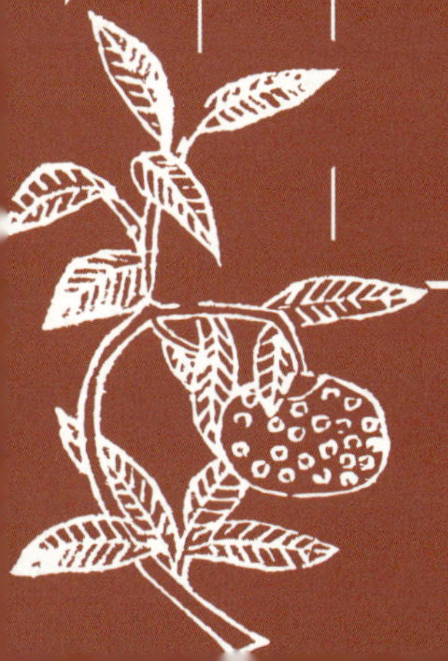

陈皮红豆丸子

料

- 主　料：红豆 300 克
  糯米粉 200 克
- 辅　料：新会十年陈皮 25 克
  红糖 250 克
  清水 1000 克
  温开水 150 克

制

1. 将红豆提前用水浸泡 5 至 6 小时。将陈皮用清水浸软，去瓢切成细丝状备用。
2. 把浸泡好的红豆、陈皮和清水一起倒入汤煲中煮制起沙，煮制过程要不定时搅拌，防止粘锅。
3. 糯米粉加入温开水，揉成糯米面团，将面团搓成均匀的小丸子备用。
4. 红豆起沙后加入红糖煮制溶化。
5. 最后将小丸子放入汤煲中煮至浮起，装入汤碗即成。

立秋

初候，凉风至；
二候，白露降；
三候，寒蝉鸣。

银烛秋光冷画屏，轻罗小扇扑流萤。
天阶夜色凉如水，卧看牵牛织女星。
——唐·杜牧《秋夕》

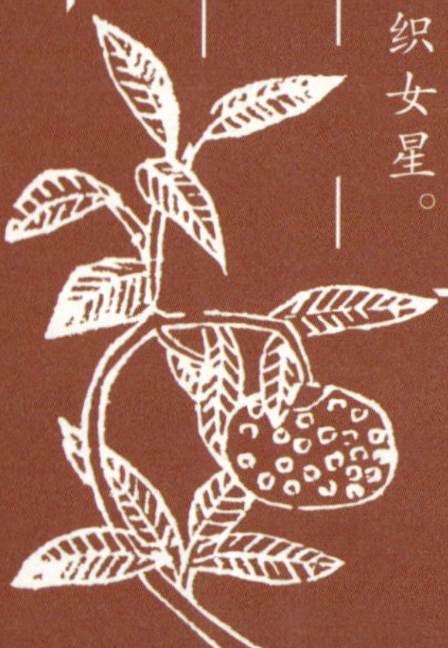

烏鷄湯

治虛弱勞傷心腹邪氣

烏雄鷄一隻挦洗淨切作塊子 陳皮去白一錢 良薑一錢

胡椒二錢 草菓二箇

右件以葱醋醬相和入瓶內封口令煑熟空腹食

饮膳正要

（元）忽思慧撰　明刻本　国家图书馆藏

《南中荣橘柚》

唐·柳宗元

橘柚怀贞质，
受命此炎方。
密林耀朱绿，
晚岁有馀芳。
殊风限清汉，
飞雪滞故乡。
攀条何所叹？
北望熊与湘。

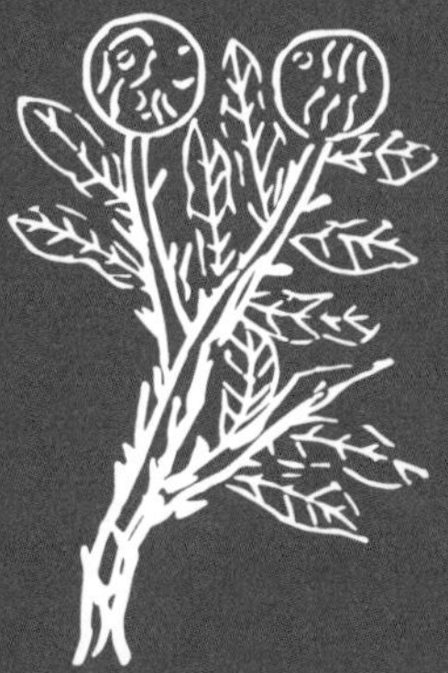

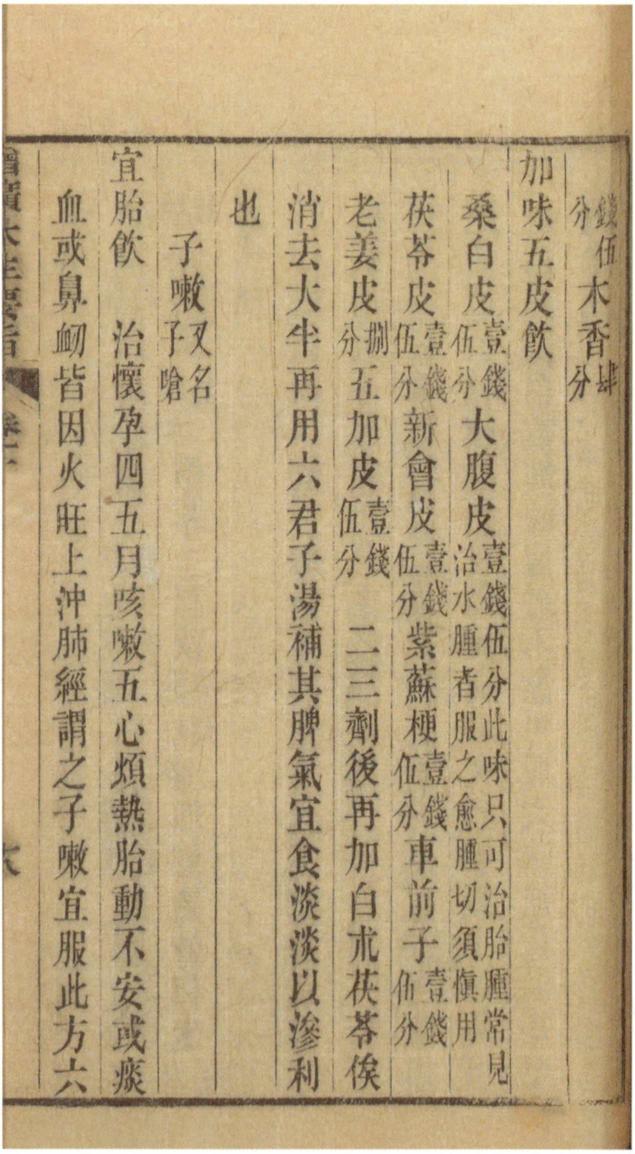

錢伍分　木香肆分

加味五皮飲

桑白皮壹錢伍分　大腹皮壹錢伍分此味只可治胎腫常見治水腫者服之愈腫切須慎用

茯苓皮壹錢伍分　新會皮壹錢伍分　紫蘇梗壹錢伍分　車前子壹錢伍分

老姜皮捌分　五加皮壹錢伍分　二三劑後再加白朮茯苓俟消去大半再用六君子湯補其脾氣宜食淡淡以滲利也

子嗽又名子嗆

宜胎飲　治懷孕四五月咳嗽五心煩熱胎動不安或痰血或鼻衄皆因火旺上沖肺經謂之子嗽宜服此方六

增廣大生要旨　卷二　六

增广大生要旨　（清）唐千顷纂　（清）叶灏增订

清刻本　国家图书馆藏

植物名实图考

（清）吴其濬撰 清刻本 国家图书馆藏

○

橙

橙開寶本草始著錄今以產廣東新會者爲天下冠湖南有數種味甘酸不同

新會橙

廣東新會縣橙爲嶺南佳品皮薄緊味甜如蜜走數千里不變形狀與他亦稍異食橙而不及此蓋不知橙味

闲依碧海攀鸾驾，笑就苏君觅橘尝。

——唐·曹唐《小游仙诗九十八首》（节选）

秋分

初候，雷始收声；
二候，蛰虫坯户；
三候，水始涸。

自古逢秋悲寂寥，我言秋日胜春朝。
晴空一鹤排云上，便引诗情到碧霄。

唐·刘禹锡《秋词二首·其一》

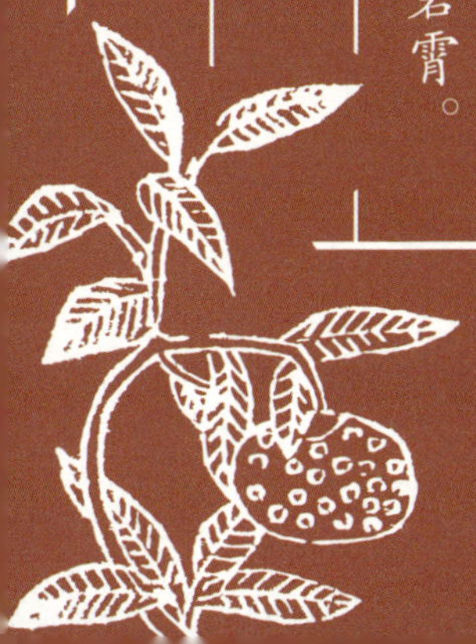

陈皮蜜香猪手

料

- 主　料：猪手 1500 克
- 辅　料：新会五年陈皮 20 克
　　新会九制陈皮粉 30 克
　　香叶 2 克
　　八角 3 克
　　甘草 3 克
　　清水 500 克
- 调味料：精盐 5 克
　　味精 3 克
　　冰糖 10 克
　　生抽 30 克
　　老抽 20 克
　　蜜糖 30 克

制

1. 将猪手烧毛洗干净，焯水去除血污。
2. 陈皮打成粉状，与香叶、八角、甘草等辅料一起放入盛有清水和调味料的汤煲中，放入猪手慢火焖制约 40 分钟至软烂。
3. 改中火收汁至汤汁呈大红色。
4. 猪手捞起去骨，直刀切片，整齐摆放在碟子上，撒上新会九制陈皮粉末即成。

白露

初候，鸿雁来；
二候，玄鸟归；
三候，群鸟养羞。

戍鼓断人行，边秋一雁声。
露从今夜白，月是故乡明。

唐·杜甫《月夜忆舍弟》（节选）

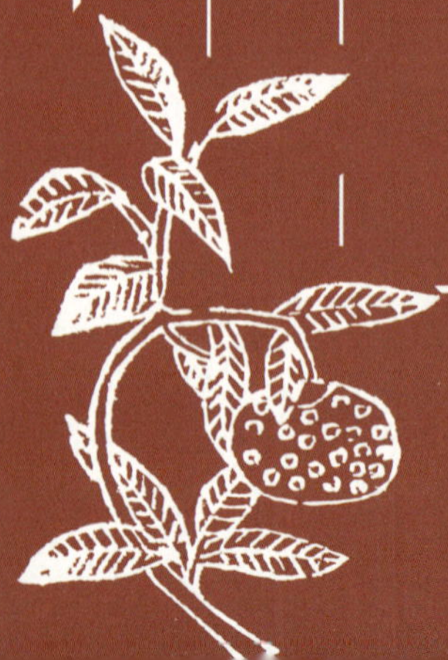

鼓兒簽子

羊肉五斤切細 羊尾子一箇切細 鷄子十五箇 生薑二錢
葱二兩切 陳皮二錢去白 料物三錢
右件調和匀入羊白腸内煮熟切作鼓樣用豆粉一斤
白麵一斤咱夫蘭一錢梔子三錢取汁同拌鼓兒
簽子入小油煠

飲膳正要

（元）忽思慧撰 明刻本 国家图书馆藏

《得卢衡州书因以诗寄》

唐·柳宗元

临蒸且莫叹炎方，
为报秋来雁几行。
林邑东回山似戟，
牂牁南下水如汤。
蒹葭淅沥含秋雾，
橘柚玲珑透夕阳。
非是白蘋洲畔客，
还将远意问潇湘。

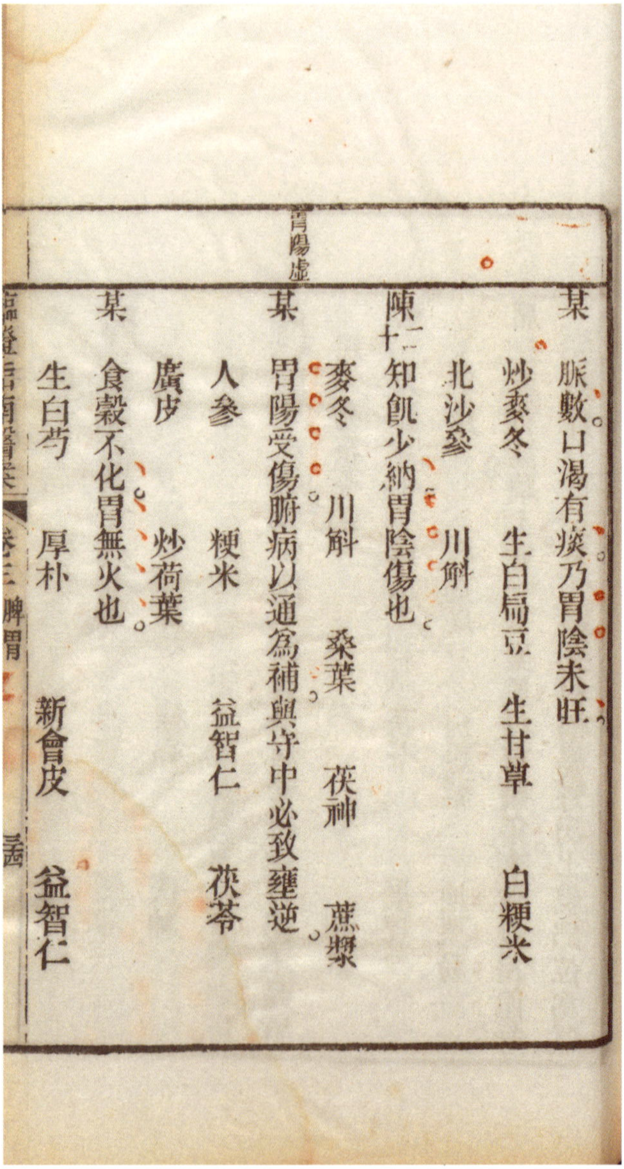

胃陽虛

某　脈數口渴有痰乃胃陰未旺

炒麥冬　生白扁豆　生甘草　白粳米

北沙參　川斛

陳十二　知飢少納胃陰傷也

麥冬　川斛　桑葉　茯神　蔗漿

某　胃陽受傷腑病以通爲補與守中必致壅逆

人參　粳米　益智仁　茯苓

廣皮　炒荷葉

某　食穀不化胃無火也

生白芍　厚朴　新會皮　益智仁

臨證指南醫案　卷三　脾胃

临证指南医案　（清）叶桂撰

清刻本　国家图书馆藏

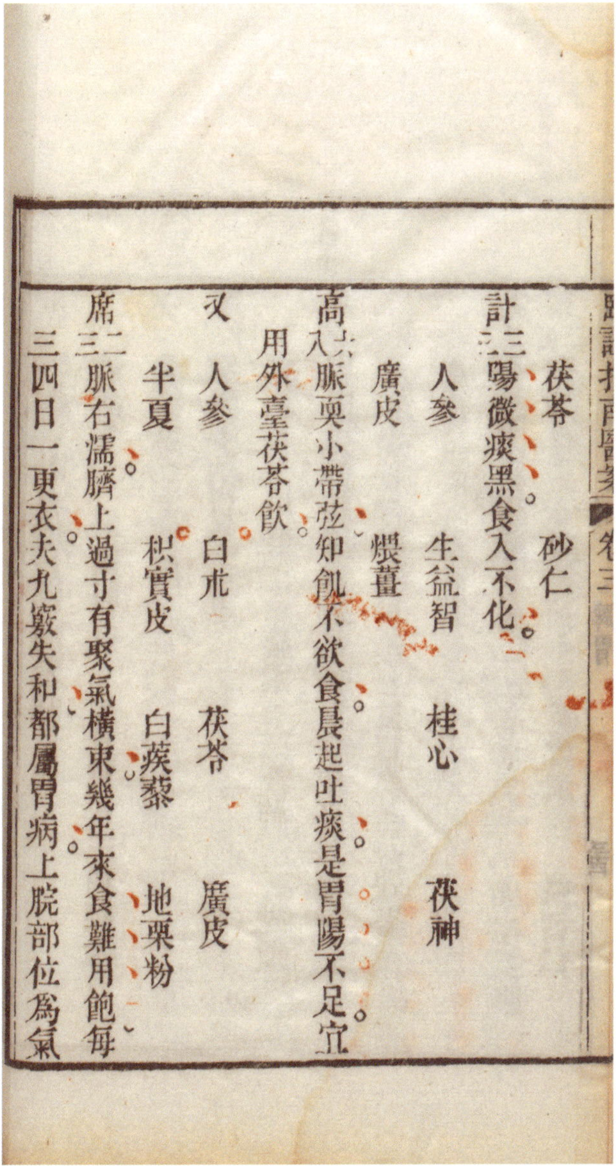

茯苓　砂仁

計三三　陽微痰黑食入不化

人參　生益智　桂心　茯神

廣皮　煨薑

高六八　脈耎小帶弦知飢不欲食晨起吐痰是胃陽不足宜

用外臺茯苓飲

又　人參　白朮　茯苓　廣皮

半夏　枳實皮　白蒺藜　地栗粉

席二三　脈右濡臍上過寸有聚氣橫束幾年來食難用飽每

三四日一更衣夫九竅失和都屬胃病上脘部位為氣

临证指南医案　（清）叶桂撰

清刻本　国家图书馆藏

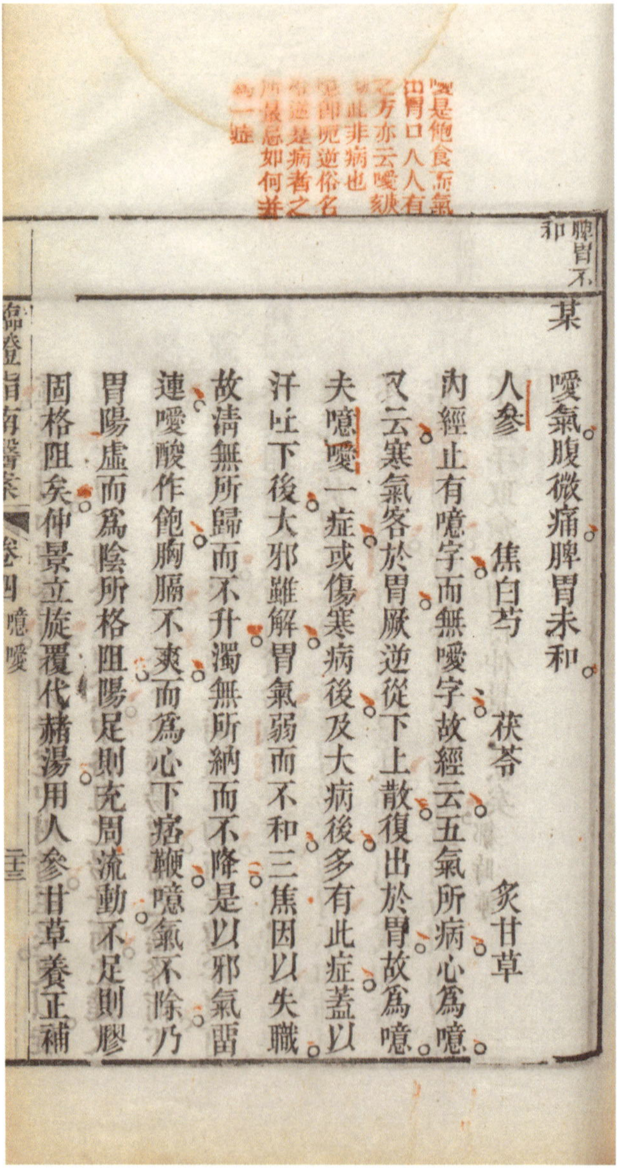

噯是飽食而氣出胃口人人有之方亦云噯皴物此非病也見郎呃逆俗名呃逆是病者之所最忌如何並為一症

脾胃不和

某

噯氣腹微痛脾胃未和

人參　焦白芍　茯苓　炙甘草

內經止有噫字而無噯字故經云五氣所病心為噫又云寒氣客於胃厥逆從下上散復出於胃故為噫夫噫噯一症或傷寒病後及大病後多有此症蓋以汗吐下後大邪雖解胃氣弱而不和三焦因以失職故清無所歸而不升濁無所納而不降是以邪氣留連噯酸作飽胸膈不爽而為心下痞鞕噫氣不除乃胃陽虛而為陰所格阻陽足則充周流動不足則膠固格阻矣仲景立旋覆代赭湯用人參甘草養正補

臨證指南醫案　卷四　噫噯　二三

临证指南医案　（清）叶桂撰

清刻本　国家图书馆藏

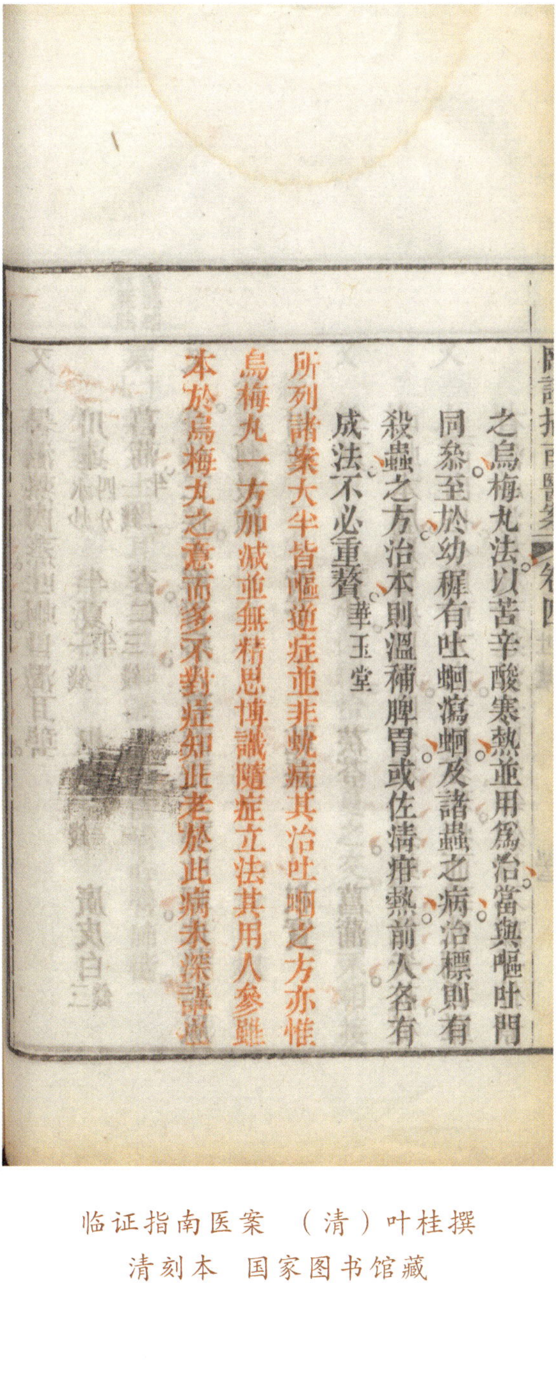
臨證指南醫案　卷四

之烏梅丸法以苦辛酸寒熱並用爲治當與嘔吐門同叅至於幼稚有吐蛔瀉蛔及諸蟲之病治標則有殺蟲之方治本則溫補脾胃或佐清疳熱前人各有成法不必重贅　華玉堂

所列諸案大半皆嘔逆症並非蚘病其治吐蛔之方亦惟烏梅丸一方加減並無精思博識隨症立法其用人參雖本於烏梅丸之意而多不對症知此老於此病未深講也

临证指南医案　（清）叶桂撰
清刻本　国家图书馆藏

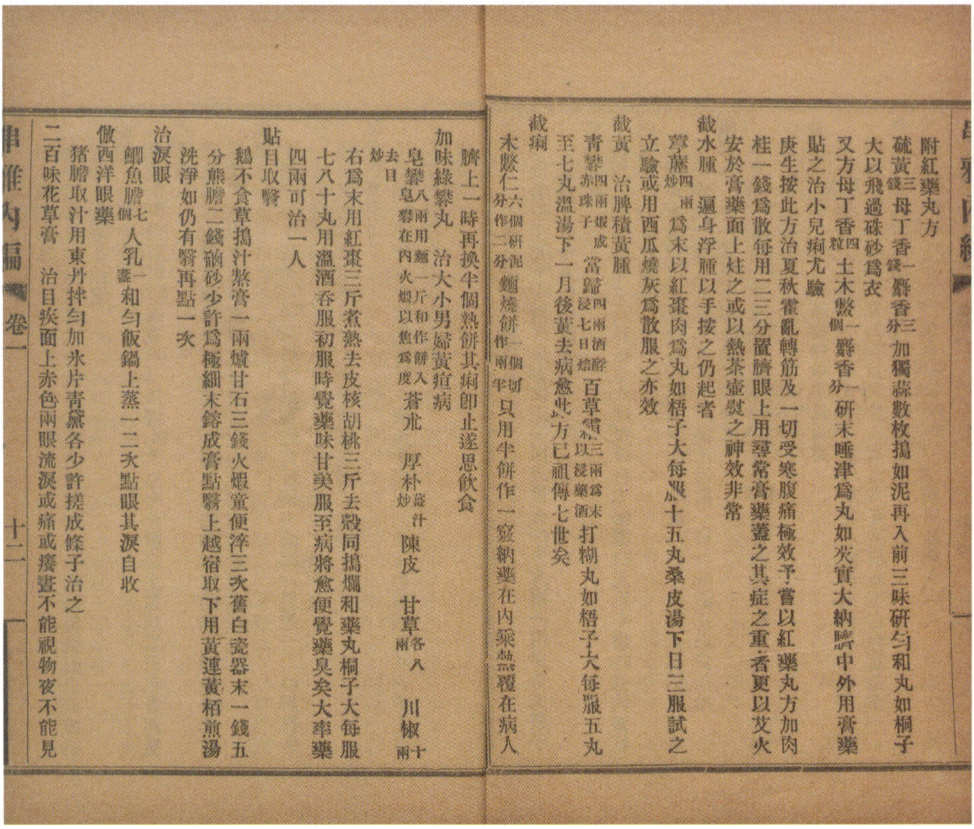

附紅藥丸方
硫黃三錢 母丁香一錢 麝香三分 加獨蒜數枚搗如泥再入前三味研勻和丸如桐子大以飛過硃砂爲衣
又方母丁香四粒 土木鱉一個 麝香一分 研末唾津爲丸如芡實大納臍中外用膏藥貼之治小兒痢尤驗
庚生按此方治夏秋霍亂轉筋及一切受寒腹痛極效予嘗以紅藥丸方加肉桂一錢爲散每用二三分置臍眼上用尋常膏藥蓋之其症之重者更以艾火安於膏藥面上灶之或以熱茶壺熨之神效非常
截水腫　遍身浮腫以手按之仍起者
葶藶四兩炒 爲末以紅棗肉爲丸如梧子大每服十五丸桑皮湯下日三服試之立驗或用西瓜燒灰爲散服之亦效
截黃　治脾積黃腫
青礬四兩煅成赤珠子 當歸四兩酒浸七日焙 百草霜三兩爲末以浸藥酒 打糊丸如梧子大每服五丸至七丸溫湯下一月後黃去病愈此方已祖傳七世矣
截痢
木鱉仁六個研泥分作二分 麵燒餅一個切作兩半 只用半餅作一竅納藥在內乘熱覆在病人臍上一時再換半個熱餅其痢即止遂思飲食
加味綠礬丸　治大小男婦黃疸病
皂礬八兩用麵一斤和作餅入皂礬在內火煅以焦爲度 蒼朮 厚朴薑汁炒 陳皮 甘草各八兩 川椒十兩去目炒
右爲末用紅棗三斤煮熟去皮核胡桃三斤去殼同搗爛和藥丸桐子大每服七八十丸用溫酒吞服初服時覺藥味甘美服至病將愈便覺藥臭矣大率藥四兩可治一人
貼目取翳
鵝不食草搗汁熬膏一兩 爐甘石三錢火煅童便淬三次 舊白瓷器末一錢五分 熊膽二錢 硇砂少許 爲極細末鎔成膏點翳上越宿取下用黃連黃栢煎湯洗淨如仍有翳再點一次
治淚眼
鯽魚膽七個 人乳一盞 和勻飯鍋上蒸一二次點眼其淚自收
倣西洋眼藥
猪膽取汁用東丹拌勻加氷片青黛各少許搓成條子治之
二百味花草膏　治目疾面上赤色兩眼流淚或痛或癢晝不能視物夜不能見

串雅內編　卷一　十二

串雅内外编　（清）赵学敏辑　（清）吴庚生补注
上海广益书局　民国四年（1915）铅印本　国家图书馆藏

○加味綠礬丸　治大小男婦黃疸病

皂礬八兩用麵一斤和作餅入皂礬在內火煆以焦爲度　蒼朮　厚朴薑汁炒　陳皮　甘草各八兩　川椒十兩去目炒

右爲末用紅棗三斤煮熟去皮核胡桃三斤去殼同搗爛和藥丸桐子大每服七八十丸用溫酒吞服初服時覺藥味甘美服至病將愈便覺藥臭矣大率藥四兩可治一人

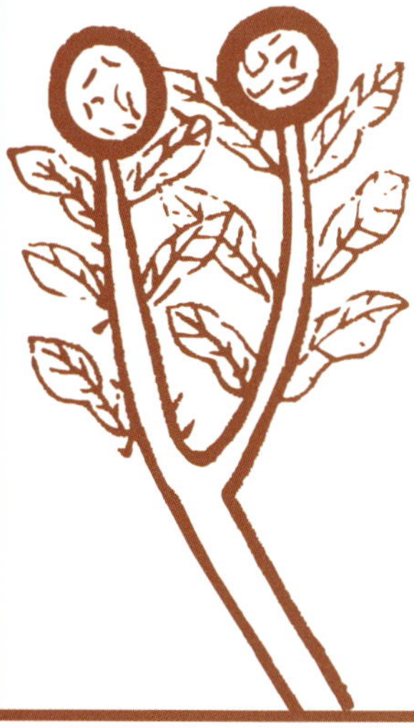

药見陈皮

良配陈皮　第三部分

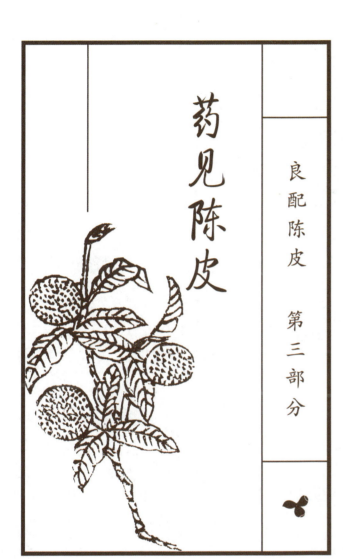

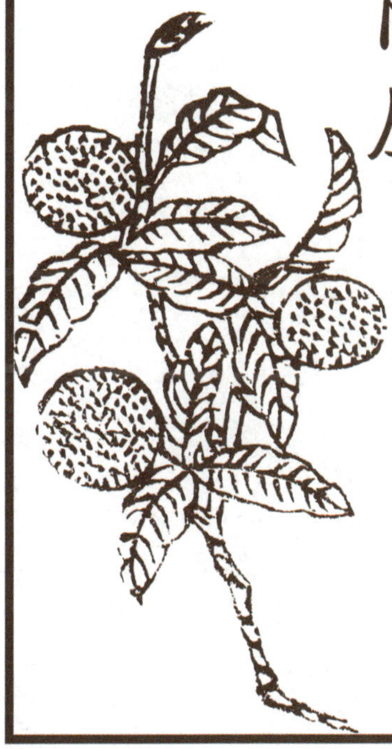

二陳湯

治痰飲爲患或嘔吐惡心或頭眩
心悸或中脘不快或發爲寒熱或因
食生冷脾胃不和
半夏湯洗七次 橘紅各伍兩 白茯苓叁兩
甘草炙壹兩半
右爲㕮咀每服四錢用水壹
盞生薑柒片烏梅一箇同煎六
分去滓熱服不拘時候

太平惠民和剂局方（宋）许洪撰　元刻本

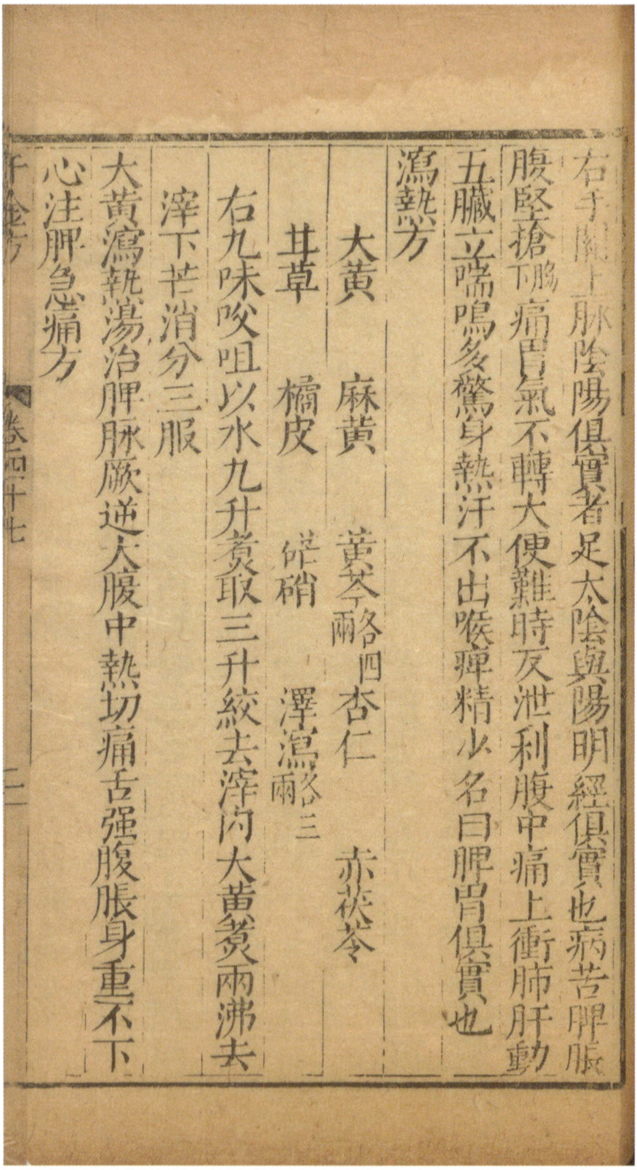
右手關上脈陰陽俱實者足太陰與陽明經俱實也病苦脾脹腹堅搶脇下痛胃氣不轉大便難時反泄利腹中痛上衝肺肝動五臟立喘鳴多驚身熱汗不出喉痺精少名曰脾胃俱實也

瀉熱方

大黃　麻黃　黃芩各四兩　杏仁　赤茯苓

甘草　橘皮　芒硝　澤瀉各三兩

右九味㕮咀以水九升煮取三升絞去滓内大黃煑兩沸去滓下芒消分三服

大黃瀉熱湯治脾脉厥逆大腹中熱切痛舌強腹脹身重不下心注脾急痛方

千金方　卷四十七　二

千金要方　（唐）孙思邈撰　（宋）林亿等校正
清刻本　国家图书馆藏

药见陈皮

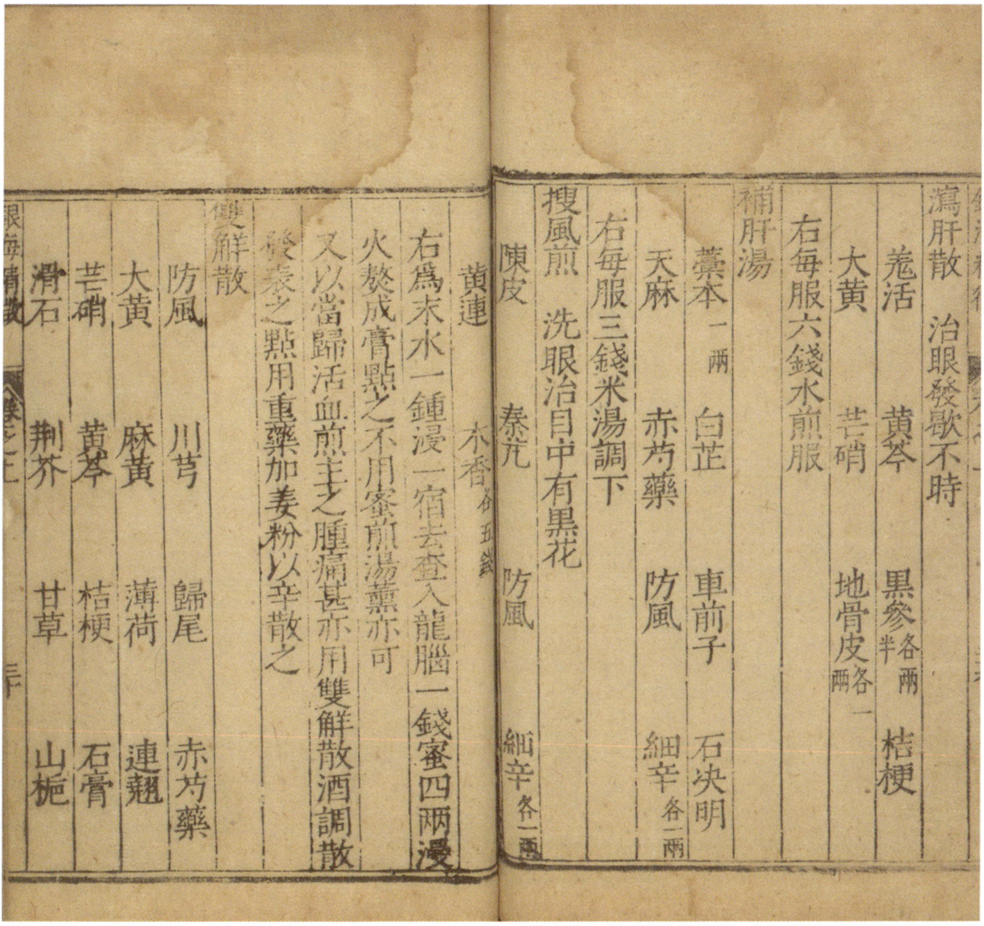
瀉肝散　治眼發歇不時
羌活　黄芩　黒參各半兩　桔梗
大黄　芒硝　地骨皮各一兩
右每服六錢水煎服
補肝湯
藁本一兩　白芷　車前子　石决明
天麻　赤芍藥　防風　細辛各一兩
右每服三錢米湯調下
搜風煎　洗眼治目中有黒花
陳皮　秦艽　防風　細辛各一兩

黄連　木香各五錢
右爲末水一鍾浸一宿去查入龍腦一錢蜜四兩浸
火熬成膏點之不用蜜煎湯薫亦可
又以當歸活血煎主之腫痛甚亦用雙解散酒調散
發表之點用重藥加姜粉以辛散之
雙解散
防風　川芎　歸尾　赤芍藥
大黄　麻黄　薄荷　連翹
芒硝　黄芩　桔梗　石膏
滑石　荆芥　甘草　山梔

银海精微　（唐）孙思邈撰
明刻本　国家图书馆藏

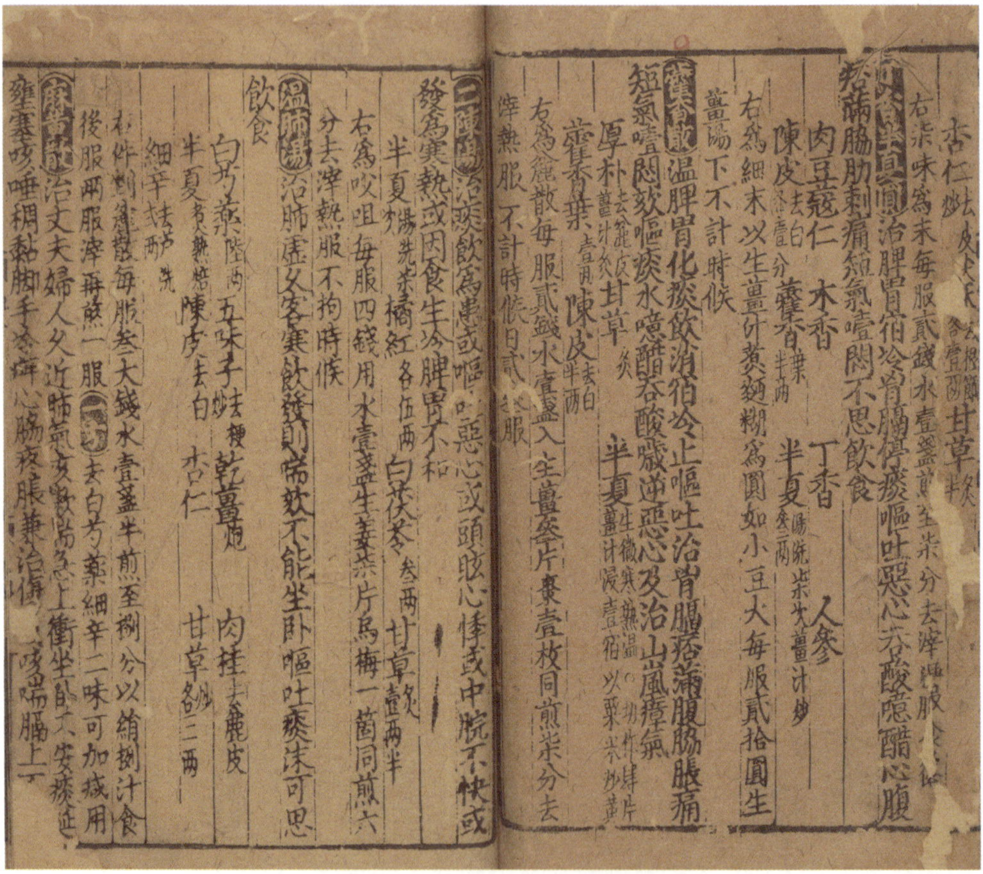

杏仁炒去皮尖　甘草炙
右件味爲末每服貳錢水壹盞煎至柒分去滓溫服食後
丁香五套圓治脾胃宿冷胷膈停痰嘔吐惡心吞酸噫醋心腹
疠痛脇肋刺痛短氣噎悶不思飲食
肉豆蔻仁　木香　丁香　人參
陳皮去白各壹分　藿香葉半兩　半夏湯洗柒次薑汁炒各壹兩
右爲細末以生薑汁煮麵糊爲圓如小豆大每服貳拾圓生
薑湯下不計時候
藿香散溫脾胃化痰飲消宿冷止嘔吐治胷膈痞滿腹脇脹痛
短氣噎悶欬嘔痰水噫醋吞酸噦逆惡心及治山嵐瘴氣
厚朴去粗皮薑汁炙　甘草炙　半夏生薑汁浸壹宿以粟米炒
藿香葉壹兩　陳皮去白半兩
右爲麁散每服貳錢水壹盞入生薑叁片棗壹枚同煎柒分去
滓熱服不計時候日貳叁服

二陳湯治痰飲爲患或嘔吐惡心或頭眩心悸或中脘不快或
發爲寒熱或因食生冷脾胃不和
半夏湯洗柒次　橘紅各伍兩　白茯苓叁兩　甘草炙壹兩半
右爲㕮咀每服四錢用水壹盞生薑柒片烏梅一箇同煎六
分去滓熱服不拘時候
溫肺湯治肺虛久客寒飲發則喘欬不能坐臥嘔吐痰沫不思
飲食
白芍藥陸兩　五味子去梗炒　乾薑炮　肉桂去麁皮
半夏煮熟焙　陳皮去白　杏仁　甘草炒各三兩
細辛去蘆洗
右件剉麁散每服叁大錢水壹盞半煎至捌分以絹擠汁食
後服兩服滓再煎一服一方去白芍藥細辛二味可加減用
麻黃湯治丈夫婦人久近肺氣欬嗽喘急上衝坐臥不安痰延
壅塞欬唾稠黏脚手冷痺心脇疼脹兼治傷寒欬嗽喘膈上

太平惠民和剂局方　（宋）许洪撰
元刻本　国家图书馆藏

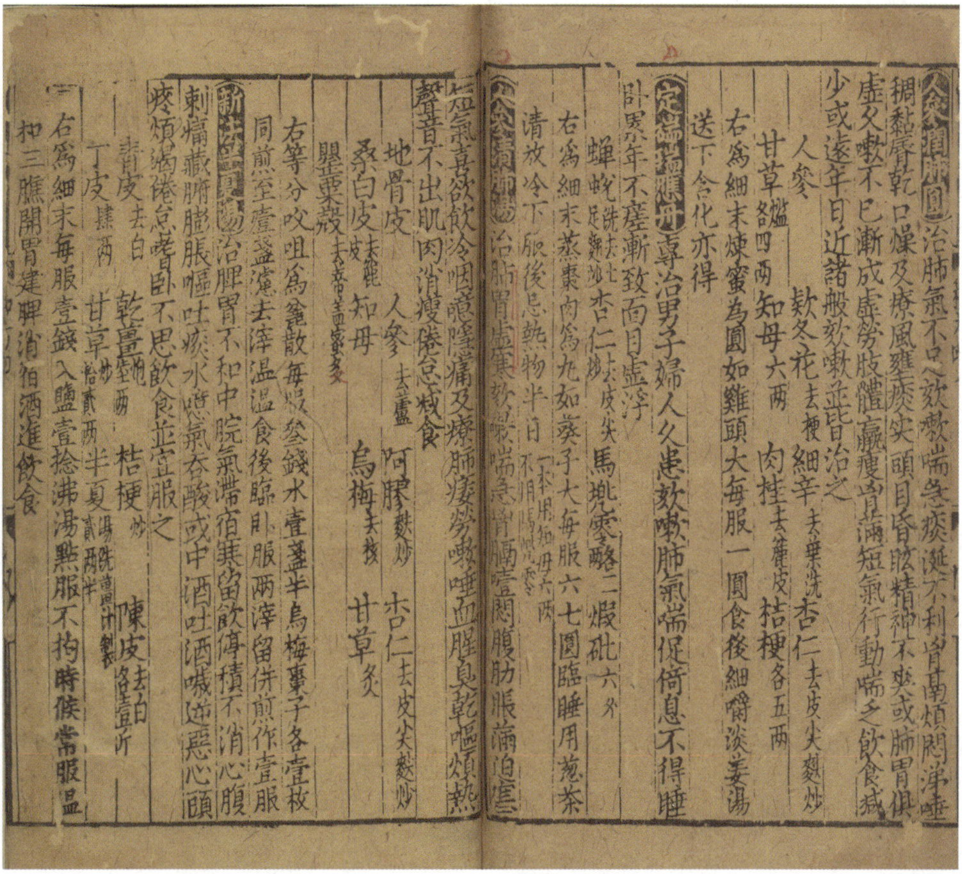
人參清肺圓 治肺氣不足欬嗽喘急痰涎不利胸膈煩悶涕唾稠黏唇乾口燥及療風壅痰實頭目昏眩精神不爽或肺胃俱虛久嗽不已漸成虛勞肢體羸瘦胸滿短氣行動喘乏飲食減少或遠年日近諸般欬嗽並皆治之

人參　款冬花去梗　細辛去葉洗　杏仁去皮尖麩炒

甘草爁各四兩　知母六兩　肉桂去麤皮　桔梗各五兩

右為細末煉蜜為圓如雞頭大每服一圓食後細嚼淡薑湯送下含化亦得

定喘瑞應丹 專治男子婦人久患欬嗽肺氣喘促倚息不得睡卧累年不瘥漸致面目虛浮

蟬蛻去足翅炒　杏仁去皮尖炒　馬兜鈴二兩　煆砒六分

右為細末蒸棗肉為丸如葵子大每服六七圓臨睡用葱茶清放冷下 服後忌熱物半日 一本用知母六兩不用馬兜鈴

人參順氣散 治肺胃虛寒欬嗽喘急胸膈噎悶腹肋脹滿迫塞短氣喜欲飲冷咽噫隱痛及療肺痿勞嗽唾血腥臭乾嘔煩熱聲音不出肌肉消瘦倦怠減食

地骨皮　人參去蘆　阿膠麩炒　杏仁去皮尖麩炒

桑白皮去皮　知母　烏梅去核　甘草炙

罌粟殼去蒂蓋蜜炙

右等分㕮咀為麤散每服叁錢水壹盞半烏梅棗子各壹枚同煎至壹盞濾去滓溫溫食後臨卧服兩滓留併煎作壹服

新法半夏湯 治脾胃不和中脘氣滯宿寒留飲停積不消心腹刺痛藏腑臌脹嘔吐痰水噫氣吞酸或中酒吐酒噦逆惡心頭疼煩渴倦怠嗜卧不思飲食並宜服之

青皮去白　乾薑炮各壹兩　桔梗炒　陳皮去白各壹斤

丁皮肆兩　甘草炒貳兩　半夏湯洗七遍薑汁製

右為細末每服壹錢入鹽壹捻沸湯點服不拘時候常服温和三焦開胃建脾消宿酒進飲食

太平惠民和剂局方　（宋）许洪撰

元刻本　国家图书馆藏

橘柚在南国，鸿雁遗秋音。

——唐·顾况《游子吟》（节选）

寒露

初候，鸿雁来宾；
二候，雀入大水为蛤；
三候，菊有黄华。

袅袅凉风动，凄凄寒露零。
兰衰花始白，荷破叶犹青。

——唐·白居易《池上》（节选）

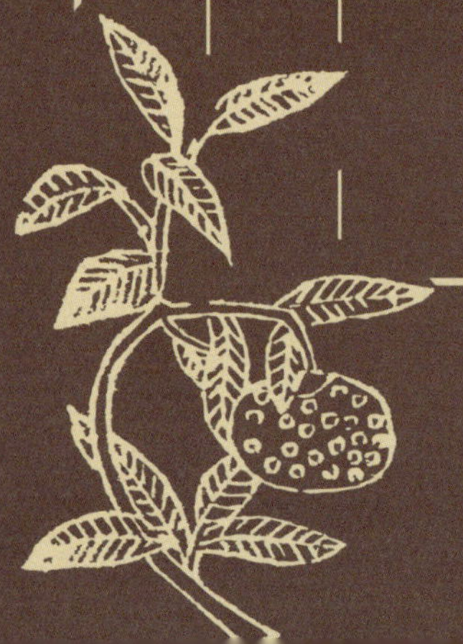

盞茶

補中益氣

擇羊背皮或羊肉三腳子卸成事件 草果五箇 良薑二錢 陳皮去白二錢 小椒二錢

饮膳正要

（元）忽思慧撰 明刻本 国家图书馆藏

霜降

初候，豺乃祭兽；
二候，草木黄落；
三候，蛰虫咸俯。

远上寒山石径斜，白云生处有人家。
停车坐爱枫林晚，霜叶红于二月花。
——唐·杜牧《山行》

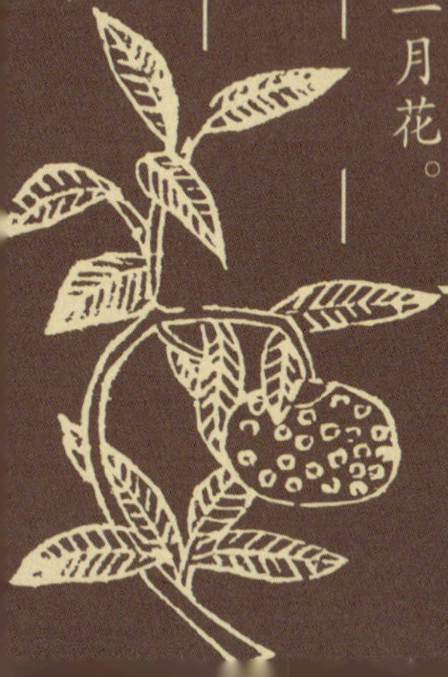

陈皮红豆糕

料

· 主　料：红豆 250 克

· 辅　料：新会十年陈皮 30 克
白糖 500 克
椰浆 300 克
鱼胶粉 35 克
炼奶 30 克
三花淡奶 50 克
清水 1600 克

制

1. 将 250 克红豆浸泡 24 小时，浸泡成约 700 克湿红豆。
2. 取湿红豆 500 克，加入清水 500 克、陈皮 15 克、白糖 100 克，用料理机打成豆浆，用平底锅慢火把豆浆煮成红豆沙，放凉后加入炼奶 30 克、三花淡奶 50 克、椰浆 50 克，软硬度调整为可以裱花的状态，用玫瑰裱花嘴裱出陈皮豆沙玫瑰花，放冰箱冷冻 50 分钟定型待用。
3. 取 200 克湿红豆、5 克陈皮、50 克白糖，蒸 2 小时至红豆熟透成爆口粒状，加入鱼胶粉 5 克，清水 100 克煮溶，然后放入玻璃碗里，作为红豆糕最底层（即第四层）。
4. 待第四层凝固后，取椰浆 250 克、白糖 100 克、鱼胶粉 10 克，煮溶，倒入玻璃碗，成为红豆糕第三层。
5. 待第三层凝固后，放入冷冻定型的玫瑰花，作为红豆糕第二层。
6. 取老陈皮 10 克泡软去瓤，剁成芝麻大小的粒状，放入清水 1000 克、白糖 250 克、鱼胶粉 20 克煮至陈皮出味，颜色呈金黄色，倒入玻璃碗，成为红豆糕的第一层，放入冰箱冷藏 1 小时凝固，表面放薄荷嫩芽装饰即成。

《感遇十二首》（节选）

唐·张九龄

江南有丹橘，经冬犹绿林。
岂伊地气暖，自有岁寒心。
可以荐嘉客，奈何阻重深。
运命唯所遇，循环不可寻。

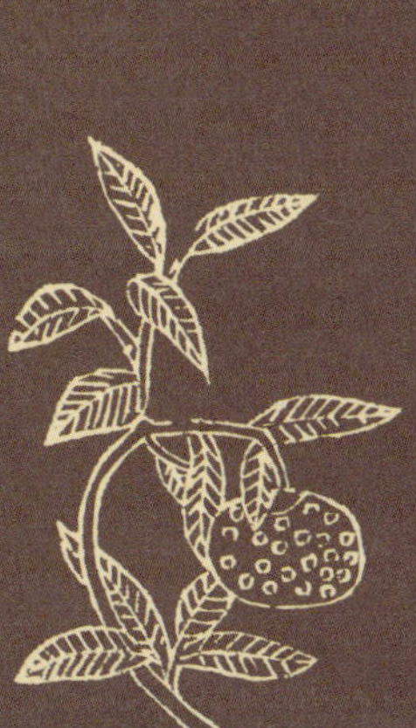

药见陈皮

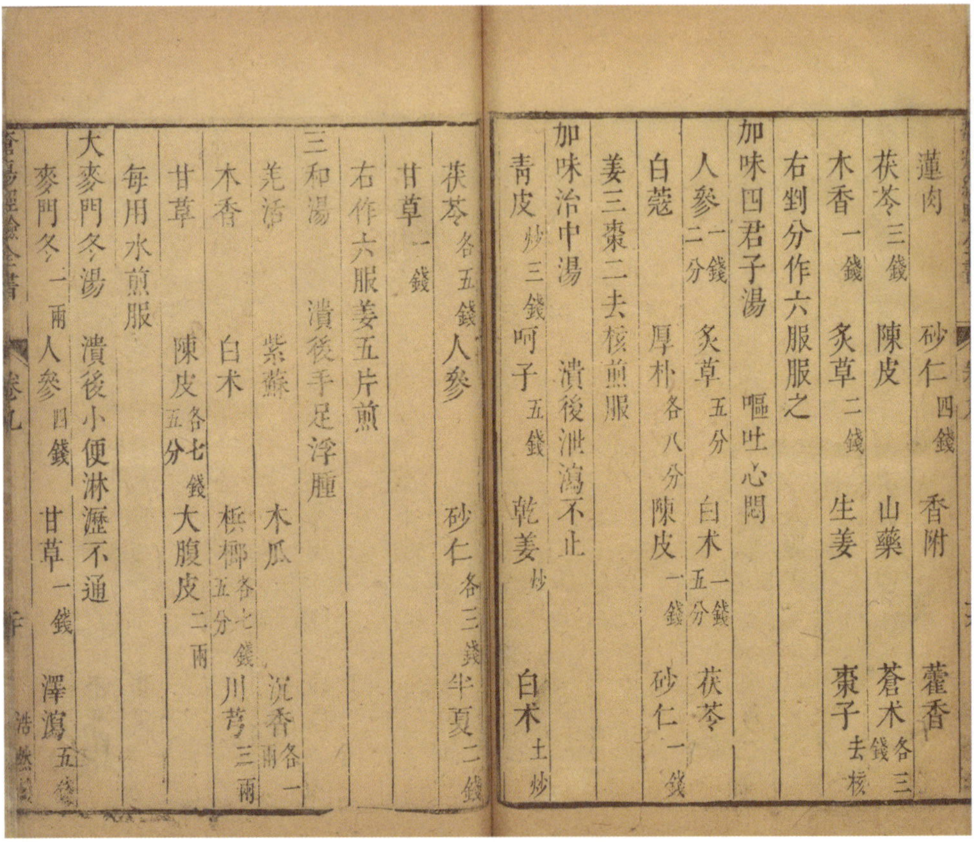
蓮肉 砂仁四錢 香附 藿香
茯苓三錢 陳皮 山藥 蒼术各三錢
木香一錢 炙草二錢 生姜 棗子去核
右剉分作六服服之
加味四君子湯 嘔吐心悶
人參一錢二分 炙草五分 白术一錢五分 茯苓
白蔻 厚朴各八分 陳皮一錢 砂仁一錢
姜三棗二去核煎服
加味治中湯 潰後泄瀉不止
青皮炒三錢 呵子五錢 乾姜炒 白术土炒
茯苓各五錢 人參 砂仁各三錢 半夏二錢
甘草一錢
右作六服姜五片煎
三和湯 潰後手足浮腫
羌活 紫蘇 木瓜 沉香各一兩
木香 白术 檳榔各七錢五分 川芎三兩
甘草 陳皮各七錢五分 大腹皮二兩
每用水煎服
大麥門冬湯 潰後小便淋瀝不通
麥門冬一兩 人參四錢 甘草一錢 澤瀉五錢

疮疡经验全书 （宋）窦汉卿撰
清刻本 国家图书馆藏

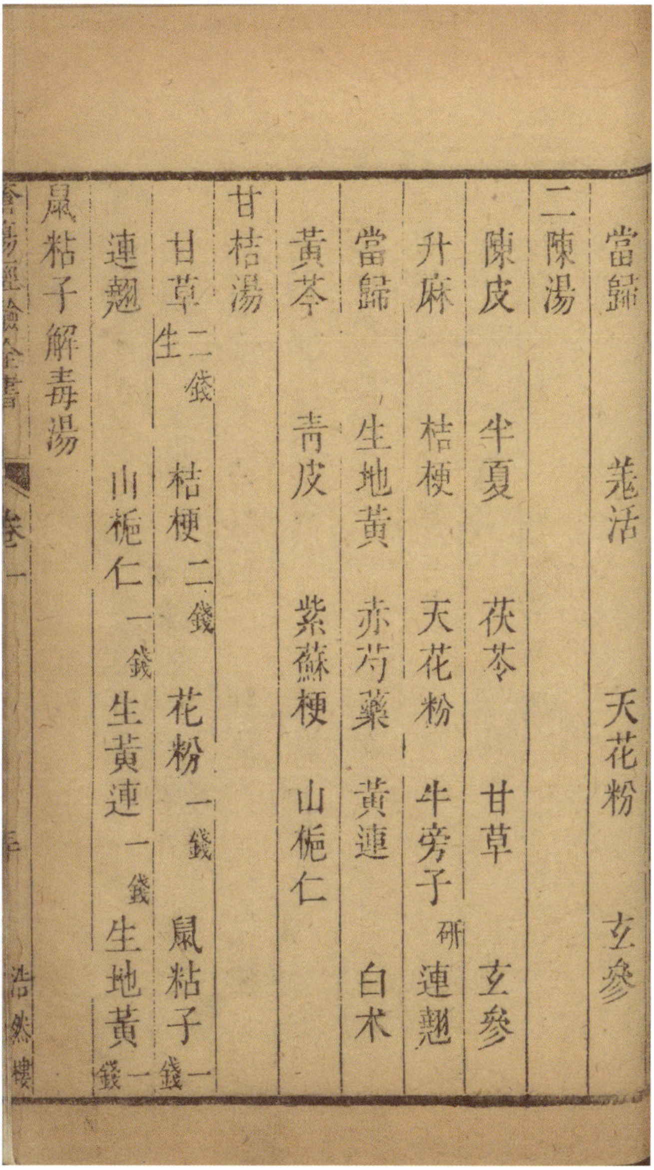
當歸　羌活　天花粉　玄參
二陳湯
陳皮　半夏　茯苓　甘草　玄參
升麻　桔梗　天花粉　牛蒡子研　連翹
當歸　生地黃　赤芍藥　黃連　白术
黃芩　青皮　紫蘇梗　山梔仁
甘桔湯
甘草生二錢　桔梗二錢　花粉一錢　鼠粘子一錢
連翹　山梔仁一錢　生黃連一錢　生地黃一錢
鼠粘子解毒湯
瘡瘍經驗全書　卷一　三　浩然樓

疮疡经验全书　（宋）窦汉卿撰
清刻本　国家图书馆藏

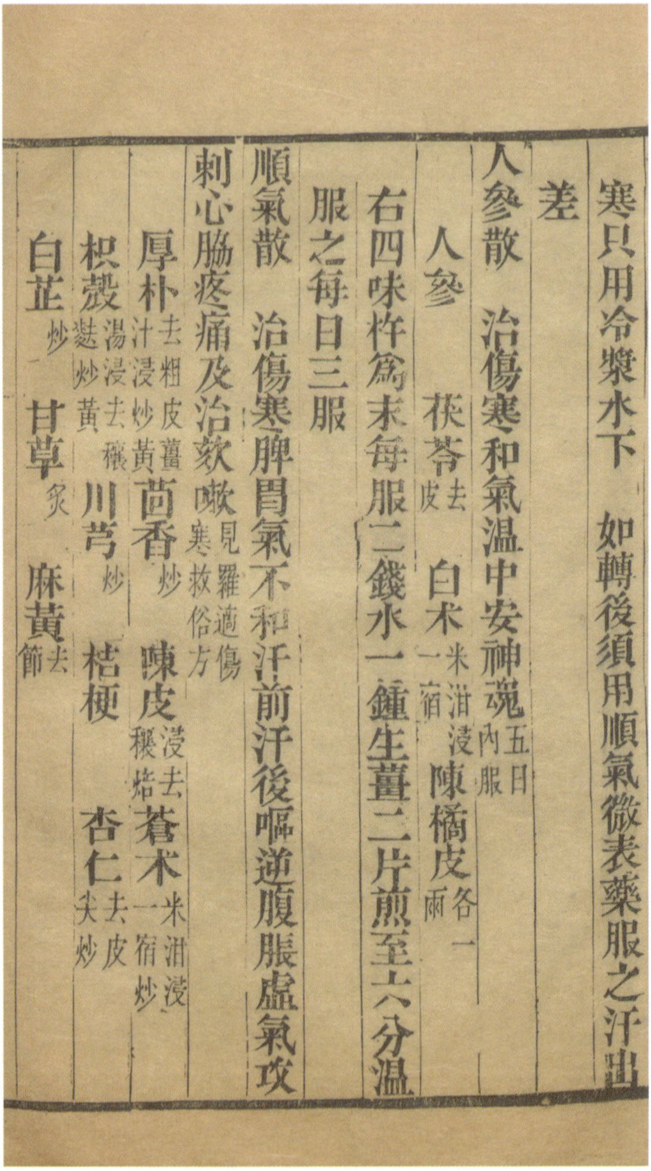
寒只用冷漿水下　如轉後須用順氣微表藥服之汗出
差
人參散　治傷寒和氣溫中安神魂五日內服
人參　茯苓去皮　白术米泔浸一宿　陳橘皮各一兩
右四味杵爲末每服二錢水一鍾生薑三片煎至六分溫
服之每日三服
順氣散　治傷寒脾胃氣不和汗前汗後嘔逆腹脹虛氣攻
刺心脇疼痛及治欬嗽見羅適傷寒救俗方
厚朴去粗皮薑汁浸炒黃　茴香炒　陳皮浸去穰焙　蒼术米泔浸一宿炒
枳殼湯浸去穰麩炒黃　川芎炒　桔梗　杏仁去皮尖炒
白芷炒　甘草炙　麻黃去節

博济方　（宋）王衮撰
清刻本　国家图书馆藏

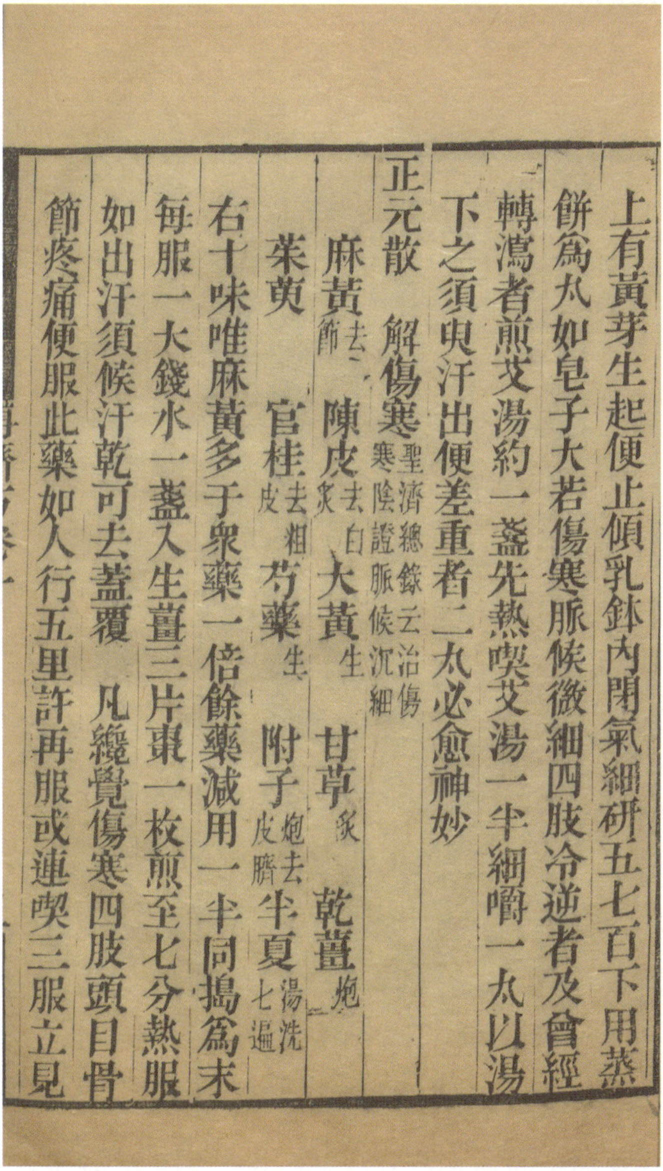
上有黃芽生起便止傾乳鉢內閉氣細研五七百下用蒸餅爲丸如皂子大若傷寒脉候微細四肢冷逆者及曾經轉瀉者煎艾湯約一盞先熱喫艾湯一半細嚼一丸以湯下之須臾汗出便差重者二丸必愈神妙

正元散　解傷寒聖濟總錄云治傷寒陰證脉候沉細

麻黃去節　陳皮去白炙　大黃生　甘草炙　乾薑炮

茱萸　官桂去粗皮　芍藥生　附子炮去皮臍　半夏湯洗七遍

右十味唯麻黃多于衆藥一倍餘藥減用一半同搗爲末每服一大錢水一盞入生薑三片棗一枚煎至七分熱服如出汗須候汗乾可去蓋覆　凡纔覺傷寒四肢頭目骨節疼痛便服此藥如人行五里許再服或連喫三服立見

博济方　（宋）王衮撰

清刻本　国家图书馆藏

橘柚在南国，鸿雁遗秋音。

——唐·顾况《游子吟》（节选）

小雪

初候，虹藏不见；
二候，天气上升，地气下降；
三候，闭塞而成冬。

檐飞数片雪，瓶插一枝梅。
童子敲清磬，先生入定回。
——宋·陆游《小雪》

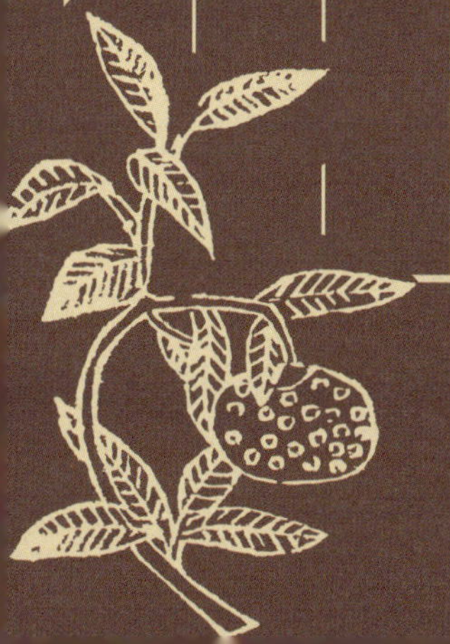

陈皮燕麦虾

料

- 主　料：大明虾 500 克
- 辅　料：新会五年陈皮 15 克
  燕麦 200 克
  杏仁片 100 克
  鸡蛋液 25 克
- 料　头：姜汁 3 克
- 调味料：精食用油 1000 克
  精盐 5 克
  味精 3 克
  白糖 2 克
  鸡粉 2 克
  绍酒 2 克
  芝麻油 1 克
  生粉 10 克

制

1. 将陈皮用清水浸软去瓤，一半切成陈皮丝，另一半切成粒状，陈皮丝慢火烘干备用。
2. 大明虾切去头部，去壳留虾尾，在虾背直切一刀，去虾肠，加入鸡蛋液、姜汁、陈皮粒，加入配料表中的调味料，调味后拌匀腌制 10 分钟。
3. 热锅下油烧至 150℃，将虾沾上蛋液，表面均匀裹上一层燕麦和杏仁片，虾球放入油中，炸至金黄色干身捞起沥去油分。
4. 把炸好的虾装盘，表面放上陈皮丝，摆放整齐即成

立冬

初候，水始冰；
二候，地始冻；
三候，雉入大水为蜃。

昨夜清霜冷絮裯，纷纷红叶满阶头。
园林尽扫西风去，惟有黄花不负秋。
——宋·钱时《立冬前一日霜对菊有感》

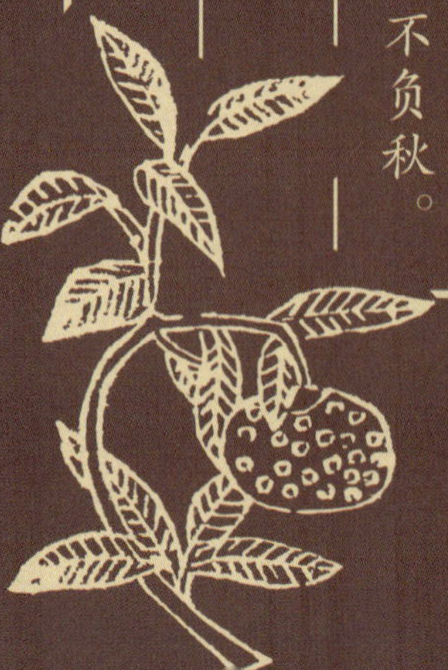

魚彈兒

大鯉魚十箇去皮骨頭尾 羊尾子二箇同剁爲泥 生薑一兩切細 葱二兩切細 陳皮末三錢 胡椒末一兩 哈昔泥二錢

右件下鹽入魚肉內拌勻丸如彈兒用小油煠

饮膳正要

（元）忽思慧撰 明刻本 国家图书馆藏

《水调歌头·舟次扬州和人韵》

宋·辛弃疾

落日塞尘起，胡骑猎清秋。
汉家组练十万，列舰耸层楼。
谁道投鞭飞渡，忆昔鸣髇血污，风雨佛狸愁。
季子正年少，匹马黑貂裘。
今老矣，搔白首，过扬州。
倦游欲去江上，手种橘千头。
二客东南名胜，万卷诗书事业，尝试与君谋。
莫射南山虎，直觅富民侯。

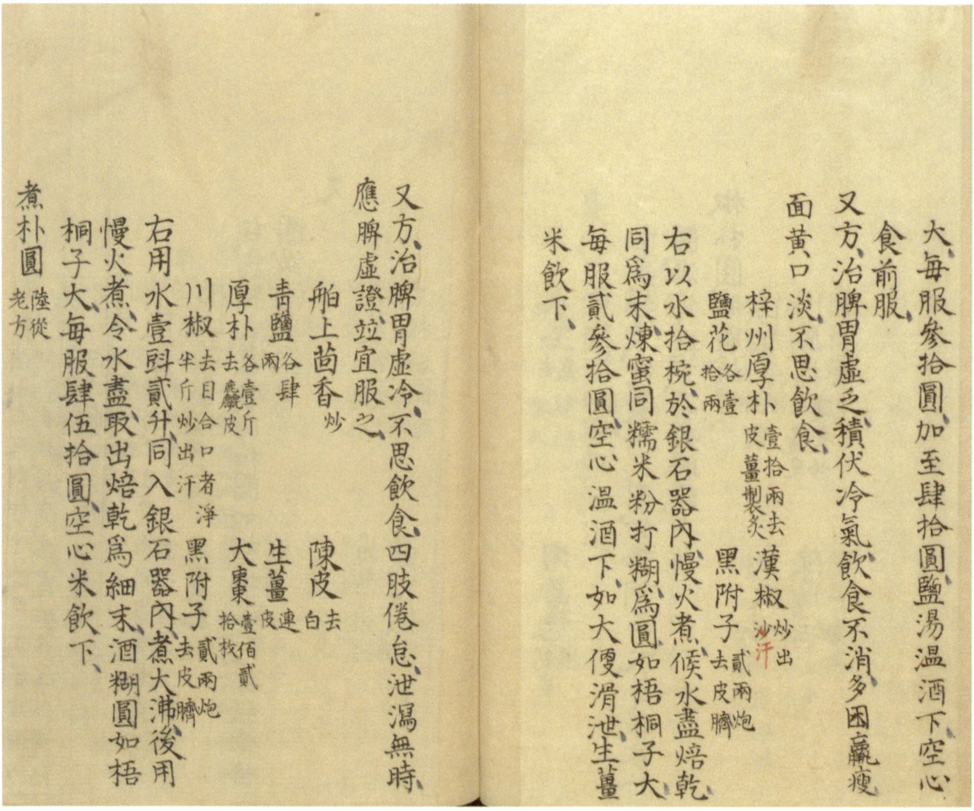

大每服叁拾圓加至肆拾圓鹽湯溫酒下空心
食前服
又方治脾胃虛乏積伏冷氣飲食不消多困羸瘦
面黃口淡不思飲食
梓州厚朴壹拾兩去皮薑製炙　漢椒炒出汗
鹽花各壹拾兩　黑附子貳兩炮去皮臍
右以水拾椀於銀石器內慢火煮候水盡焙乾
同爲末煉蜜同糯米粉打糊爲圓如梧桐子大
每服貳叁拾圓空心溫酒下如大便滑泄生薑
米飲下

又方治脾胃虛冷不思飲食四肢倦怠泄瀉無時
應脾虛證竝宜服之
舶上茴香炒　陳皮去白
青鹽各肆兩　生薑連皮
厚朴各壹斤去麤皮　大棗壹佰貳拾枚
川椒去目合口者淨半斤炒出汗　黑附子貳兩炮去皮臍
右用水壹㪷貳升同入銀石器內煮大沸後用
慢火煮令水盡取出焙乾爲細末酒糊圓如梧
桐子大每服肆伍拾圓空心米飲下
煮朴圓陸從老方

魏氏家藏方　（宋）魏岘辑
抄本　国家图书馆藏

魏氏家藏方

又方，治脾胃虚冷，不思飲食，四肢倦怠，泄瀉無時，應脾虚證並宜服之。

舶上茴香炒　陳皮去白

青鹽各肆兩　生薑連皮

厚朴去麄皮，各壹斤　大棗壹佰貳拾枚

川椒去目合口者，淨半斤，炒出汗　黑附子貳兩，炮，去皮臍

右用水壹㪷貳升，同入銀石器內，煮大沸後，用慢火煮，令水盡取出，焙乾爲細末，酒糊圓如梧桐子大，每服肆伍拾圓，空心米飲下。

華澄茄　陳皮穰去

乾薑炮洗　白朮炒各半兩

鹿茸壹兩去毛酥炙　麝香壹錢別研

右爲細末煉蜜和作劑杵仟餘下圓如梧桐子大每服伍陸拾圓或柒拾圓米飲鹽湯任下不拘時候

不老圓治臟腑虛滑久瀉建脾胃消痰飲進美飲食　史越王方授先文節公

川厚朴去皮薑製炒　川白薑濕紙煨

肉豆蔻麪裹煨　白朮炒各壹兩半

右等分爲細末煉蜜爲圓如彈子大每服壹圓
薑湯嚼下有虛寒加附子半兩炮去皮臍

衛經丹治脾胃怯弱久受虛寒腰腹疼痛洩瀉無
時面無顏色精神不爽腰膝酸重胷膈痞塞嘔吐
惡心痰唾稠粘常服大壯脾胃美進飲食

縮砂仁　丁香不見火
蓽撥各壹兩　厚朴薑汁製壹宿炒
白豆蔻　人參去蘆
肉豆蔻麪裹煨　神麯炒
半夏麯炒　附子炮去皮臍

南橘北为枳，古来岂虚言。徙植期不变，阴阳感君恩。

——唐·张彪《敕移橘栽》（节选）

冬至

初候，蚯蚓结；
二候，麋角解；
三候，水泉动。

邯郸驿里逢冬至，抱膝灯前影伴身。
想得家中夜深坐，还应说着远行人。
唐·白居易《邯郸冬至夜思家》

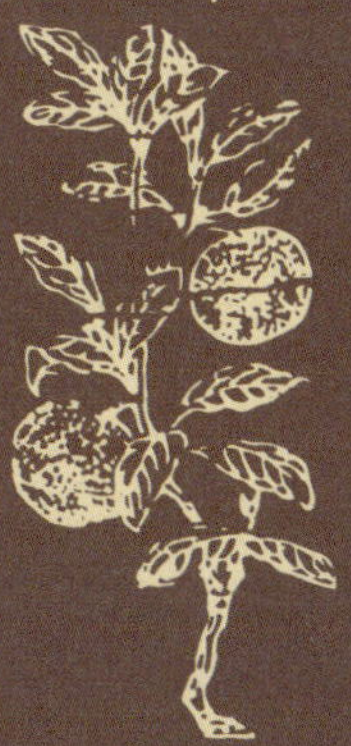

七彩陈皮丝

料

- 主　料：胡萝卜 100 克
  香芹 50 克
  荷兰豆 100 克
  香菜 50 克
  木耳 20 克
  芽菜 50 克
  红圆椒 50 克
  马蹄 50 克
  鲜虫草花 50 克
- 辅　料：新会五年陈皮 20 克
- 料　头：姜丝 10 克
  葱丝 10 克
  蒜蓉 10 克
- 调味料：食用油 20 克
  精盐 5 克
  味精 3 克
  白糖 5 克
  淀粉 5 克

制

1. 将主料清洗干净，胡萝卜、香芹、红圆椒直刀切成 5 厘米长度幼丝，香菜切成 5 厘米长度，马蹄切成幼条。
2. 陈皮温水泡开、刮瓤切丝，木耳清水浸发切丝。
3. 热锅放油，爆香料头，放入所有材料猛火煸炒，调味勾芡，
4. 装碟成品。

大雪

初候，鹖鴠不鸣；
二候，虎始交；
三候，荔挺出。

寒更传晓箭，清镜览衰颜。
隔牖风惊竹，开门雪满山。

唐·王维《冬晚对雪忆胡居士家》（节选）

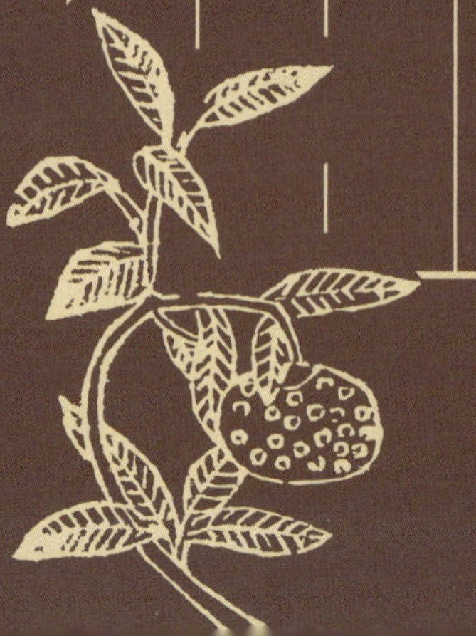

紅白酒藥

用草菓五箇青皮官桂砂仁良姜茱萸光烏各二斤陳皮黄栢香附蒼朮乾姜野菊花杏仁各一斤姜黄薄苛各半斤每藥末二斤粳米粉一斗辣蓼三斤或五斤水姜二斤春汁和滑石末一斤四兩如常法盦之上等料更加蓽撥丁香細辛三賴益智丁皮砂仁各四兩凡酒内止可用砂仁餘藥皆不可用其外桑椹松枝可和炊飯入缸内橘皮沉香木香檀香可入酒皆取其香紅曲入酒取其色地黄黄精入酒取其補益也

易牙遗意

（明）韩奕撰　明刻本　国家图书馆藏

《送友游吴越》

唐·杜荀鹤

去越从吴过，
吴疆与越连。
有园多种桔，
无水不生莲。
夜市桥边火，
春风寺外船。
此中偏重客，
君去必经年。

良配陈皮

药见陈皮

药见陈皮

药见陈皮

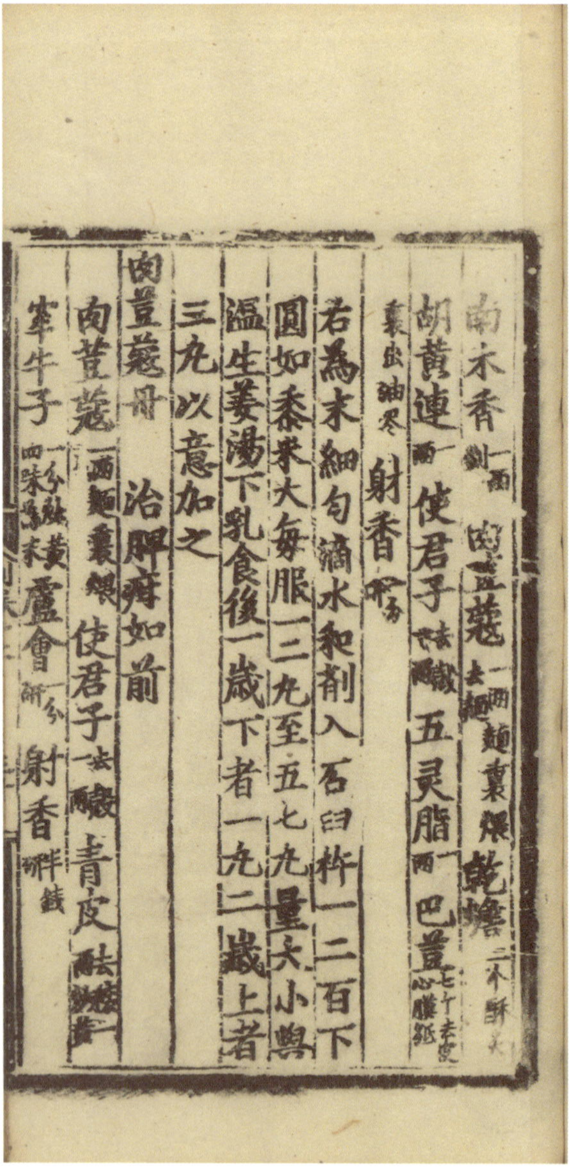
南木香一两 肉荳蔻一两麵裹煨去麵 乾蟾三个酥炙
胡黄連一两 使君子去壳一两 五灵脂一两 巴荳七个去皮心膜油
去油取霜 射香一分
右爲末細匀滴水和劑入石臼杵一二百下
圓如黍米大每服一二九至五七九量大小與
溫生姜湯下乳食後一歲下者一九二歲上者
三九以意加之
肉荳蔻丹 治脾疳如前
肉荳蔻一两麵裹煨 使君子去殼 青皮去白
牽牛子一分 黄連 蘆會一分研 射香研一錢
四味爲末

小儿卫生总微论方 佚名撰
明刻本 国家图书馆藏

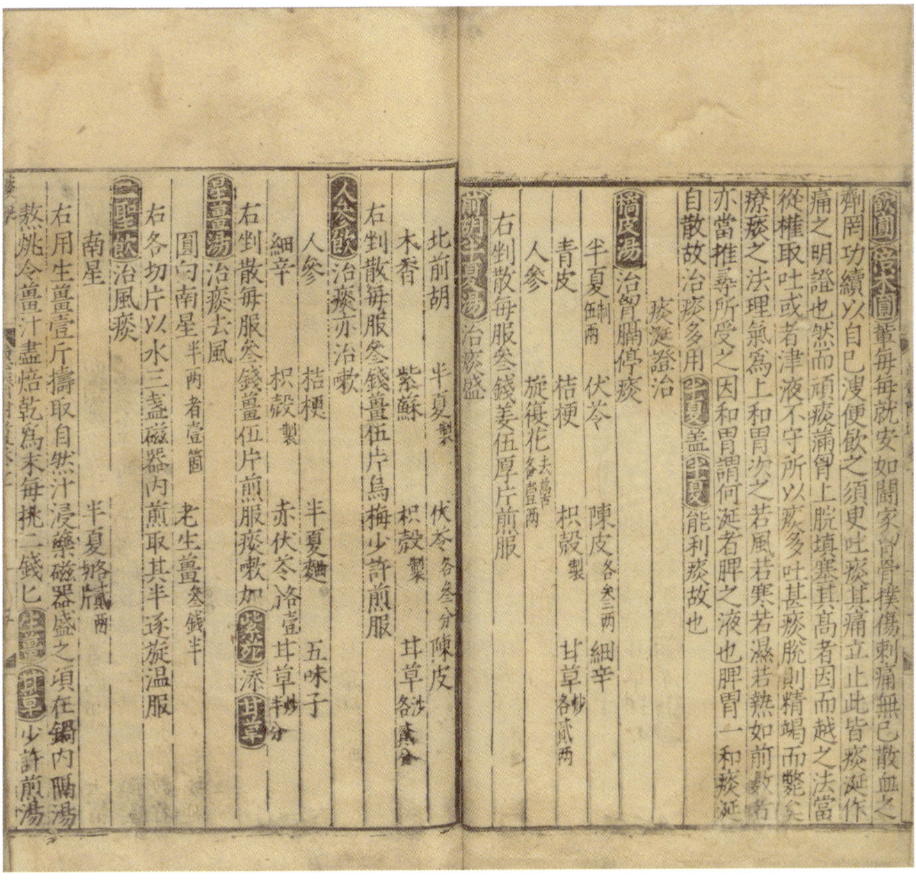

新刊仁斋直指附遗方论　（宋）杨士瀛撰

明刻本　国家图书馆藏

半夏薑汁炒一錢五分　白茯苓　白术各壹錢　香附壹錢貳分

連翹　黄芩　枳實麩炒　前胡

甘草　瓜蔞仁　桔梗　麦芽

神麯炒　陳皮塩水浸炒各一錢

右㕮咀水貳盞生薑三片煎一盞

五飲湯　枝粹方　一留飲心下二澼飲脇下三痰飲胃中四溢飲膈上五流飲腸間凡此五飲酒後傷寒飲冷過多故有此疾

旋覆花　人參　陳皮　枳實

白术　茯苓　厚朴　半夏

澤瀉　猪苓　前胡　桂心

芍藥　甘草各等分

右剉每兩分四服水貳盞生薑十片同煎至六分去清溫服不拘時忌食肉生冷滋味等物因酒有飲加葛根　葛花　砂仁

芒硝鹹以軟堅也瓜蔞仁潤肺降痰香附米開鬱降氣連翹
開結降火青黛解鬱火故皆不用辛燥之藥

秘傳豁痰丸治食積痰熱

陳皮去白四两 山查 神麯各二两 當歸

黃芩 白朮各四两 半夏姜汁浸七日 黃連

白茯苓 甘草各一两五錢 枳實二两五錢

右為細末湯浸蒸餅為丸如梧桐子大每服肆伍拾丸臨卧
或食後淡姜湯送下

秘傳滚痰圓降痰火神効

大黃八两剉片用皮硝三两酒一碗水一碗和匀蒸乾用 黃芩八两剉碎用明礬叁两酒水各一碗蒸用

沉香五錢 礞石一两用硝一两入礶火煅紅取出用

硃砂壹两研末為衣

右為細末水丸如梧桐子大硃砂為衣每服肆伍拾丸量虛

忆昔为农近石田，年年为橘走霜天。大逾三寸曾何直，裁得开元斗米钱。

——宋·赵蕃《从俞少孟觅橘》

大寒

初候，鸡始乳；
二候，征鸟厉疾；
三候，水泽腹坚。

寒夜客来茶当酒，竹炉汤沸火初红。
寻常一样窗前月，才有梅花便不同。
宋·杜耒《寒夜》

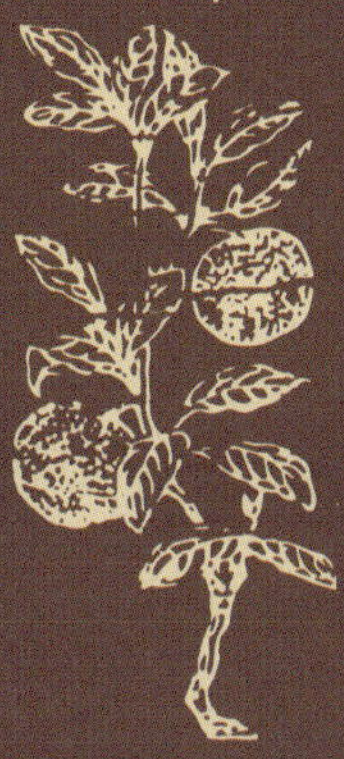

新会陈皮骨

料

· 主　料：排骨 500 克
· 辅　料：新会五年陈皮 25 克
香芹 100 克
淀粉 10 克
粘米粉 10 克
面粉 10 克
清水 500 克
西红柿 50 克
九制陈皮粉 30 克
· 调味料：食用油 1500 克
精盐 5 克
味精 3 克
白糖 5 克

制

1. 将肋排斩成 6 厘米长的小段，撒淀粉腌两小时后冲水，将排骨血水冲洗干净。
2. 锅中放入陈皮、香芹，加入清水 500 克，熬成约 200 克香料水，香料水晾凉后加入精盐、味精和白糖调匀，将已斩好的排骨放入香料水中浸泡，然后放入冰箱腌制 5 小时。
3. 将腌好的排骨取出沥去水分，加入粘米粉、面粉拌匀。
4. 起油锅将油温升至 150°C，放入排骨浸炸熟，沥去油分。将沥去油分的排骨，均匀撒上陈皮粉，成品装碟。

小寒

初候，雁北乡；
二候，鹊始巢；
三候，雉始雊。

已讶衾枕冷，复见窗户明。
夜深知雪重，时闻折竹声。
唐·白居易《夜雪》

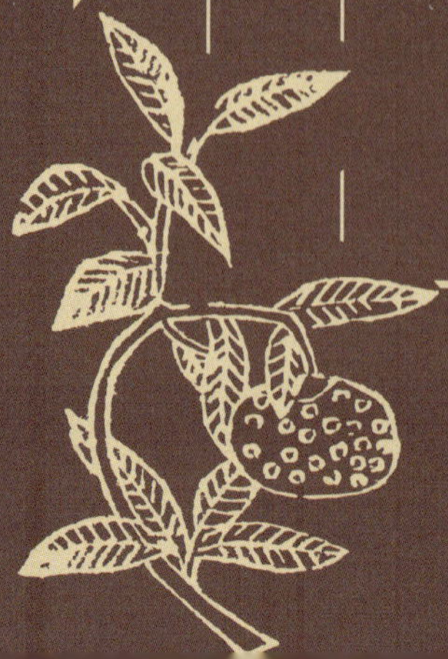

醉鄉寶屑

茯苓半兩甘草一兩二錢半香附七錢半陳皮一兩塩煮甘松藿香檀香各一錢二分半丁皮二錢半砂仁七錢半白荳蔻半兩煎作咀同和一處

又方

擣南橘皮一兩塩煮過茯苓四錢丁皮四錢甘草末七錢砂仁三錢右件同搗匀爲咀片子

易牙遺意

（明）韩奕撰　明刻本　国家图书馆藏

《橘枝词三首记永嘉风土》

宋·叶适

蜜满房中金作皮，
人家短日挂疎篱。
判霜剪露装船去，
不唱杨枝唱橘枝。

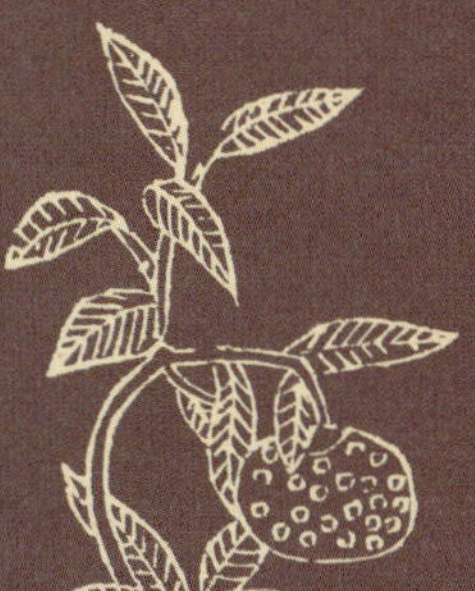

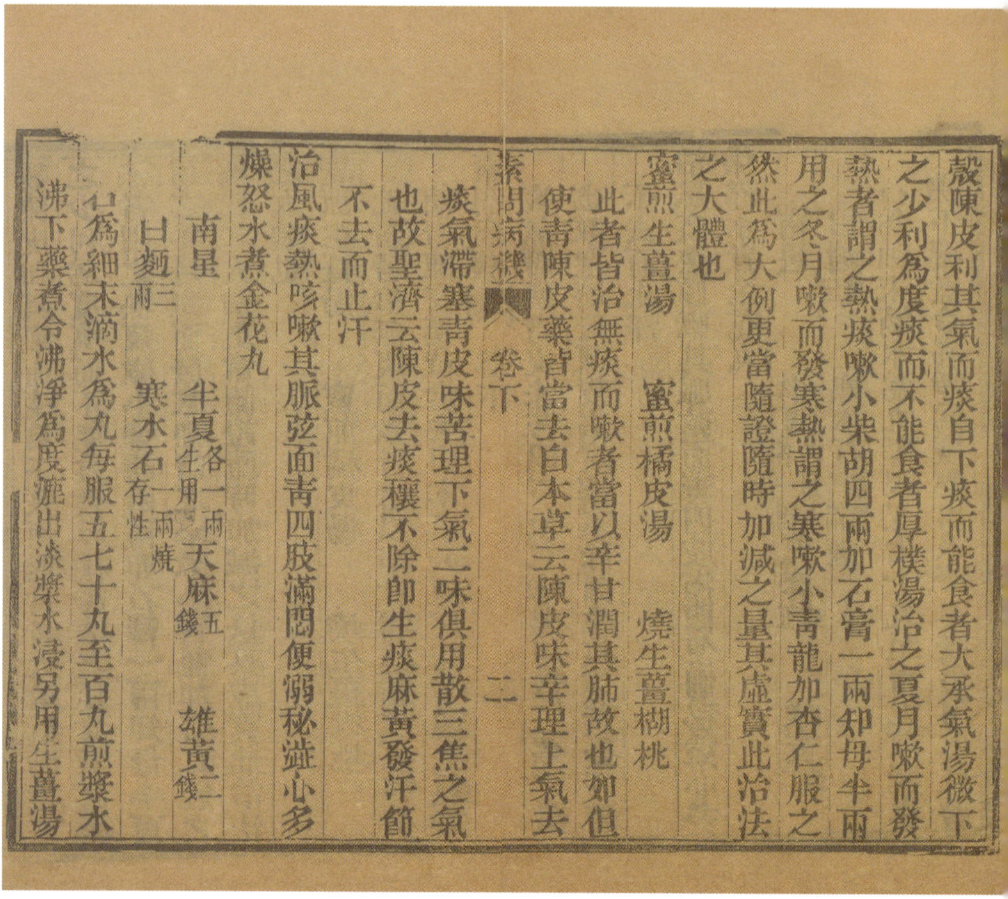

殼陳皮利其氣而痰自下痰而能食者大承氣湯微下之少利為度痰而不能食者厚樸湯治之夏月嗽而發熱者謂之熱痰嗽小柴胡四兩加石膏一兩知母半兩用之冬月嗽而發寒熱謂之寒嗽小青龍加杏仁服之然此為大例更當隨證隨時加減之量其虛實此治法之大體也

蜜煎生薑湯　蜜煎橘皮湯　燒生薑楜桃

此者皆治無痰而嗽者當以辛甘潤其肺故也如但使青陳皮藥皆當去白本草云陳皮味辛理上氣去

素問病機　卷下　二

痰氣滯塞青皮味苦理下氣二味俱用散三焦之氣也故聖濟云陳皮去痰穢不除即生痰麻黃發汗節不去而止汗

治風痰熱咳嗽其脈弦面青四肢滿悶便溺秘澁心多燥怒水煮金花丸

南星　半夏各一兩生用　天麻五錢　雄黃二錢

白麪三兩　寒水石一兩燒存性

右為細末滴水為丸每服五七十丸至百丸煎漿水沸下藥煮令沸淨為度漉出淡漿水浸另用生薑湯

素问病机气宜保命集　（金）刘完素撰

清刻本　国家图书馆藏

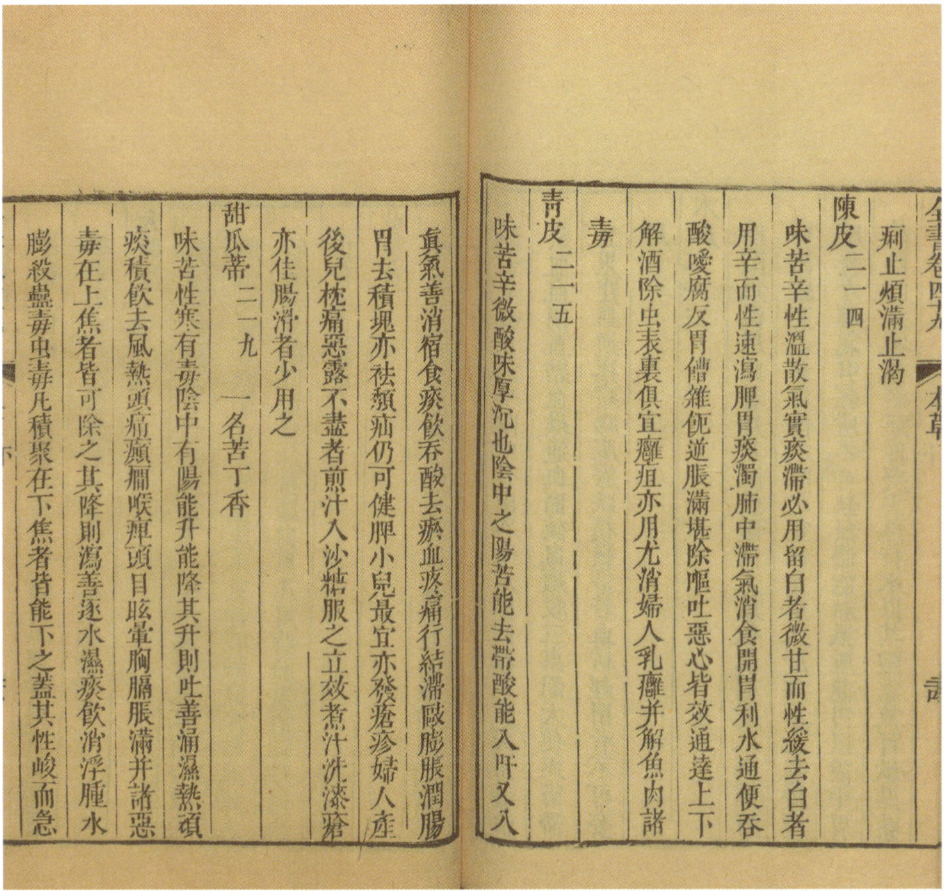
痢止煩滿止渴
陳皮 二一四
味苦辛性溫散氣實痰滯必用留白者微甘而性緩去白者用辛而性速瀉脾胃痰濁腑中滯氣消食開胃利水通便吞酸噯腐反胃嘈雜呃逆脹滿堪除嘔吐惡心皆效通達上下解酒除虫表裏俱宜癰疽亦用尤消婦人乳癰并解魚肉諸毒
青皮 二一五
味苦辛微酸味厚沉也陰中之陽苦能去滯酸能入肝又入

眞氣善消宿食痰飲吞酸去瘀血疼痛行結滯膨脹潤腸胃去積塊亦祛頹疝仍可健脾小兒最宜亦發痘疹婦人産後兒枕痛惡露不盡者煎汁入沙糖服之立效煮汁洗漆瘡亦佳腸滑者少用之
甜瓜蒂 二一九 一名苦丁香
味苦性寒有毒陰中有陽能升能降其升則吐善涌濕熱頑痰積飲去風熱頭痛癲癎喉痺頭目眩暈胸膈脹滿并諸惡毒在上焦者皆可除之其降則瀉善逐水濕痰飲消浮腫水膨殺蠱毒虫毒凡積聚在下焦者皆能下之蓋其性峻而急

景岳全书十六种　（清）张介宾撰
清刻本　国家图书馆藏

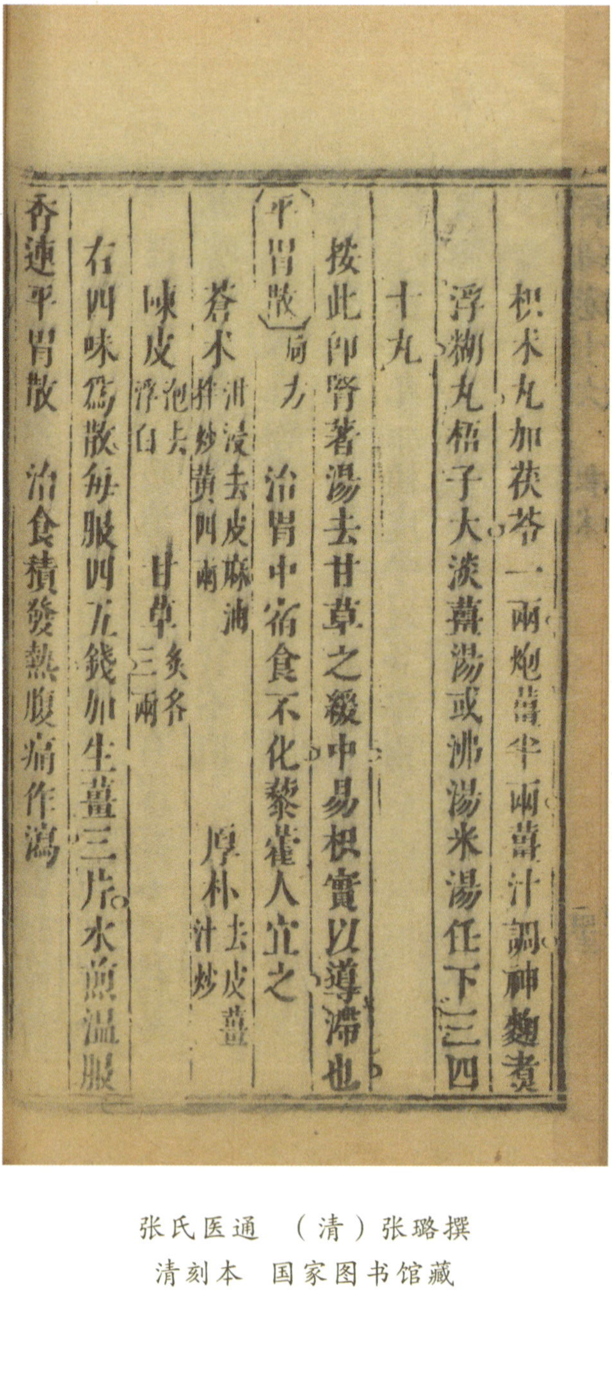
枳朮丸加茯苓一兩炮薑半兩薑汁調神麴煮
浮糊丸梧子大淡薑湯或沸湯米湯任下三四
十丸
按此即腎著湯去甘草之緩中易枳實以導滯也
平胃散 局方 治胃中宿食不化藜藿人宜之
蒼朮 泔浸去皮麻油拌炒黄四兩 厚朴 去皮薑汁炒
陳皮 泡去浮白 甘草 炙各三兩
右四味為散每服四五錢加生薑三片水煎溫服
香連平胃散 治食積發熱腹痛作瀉

张氏医通 （清）张璐撰

清刻本 国家图书馆藏

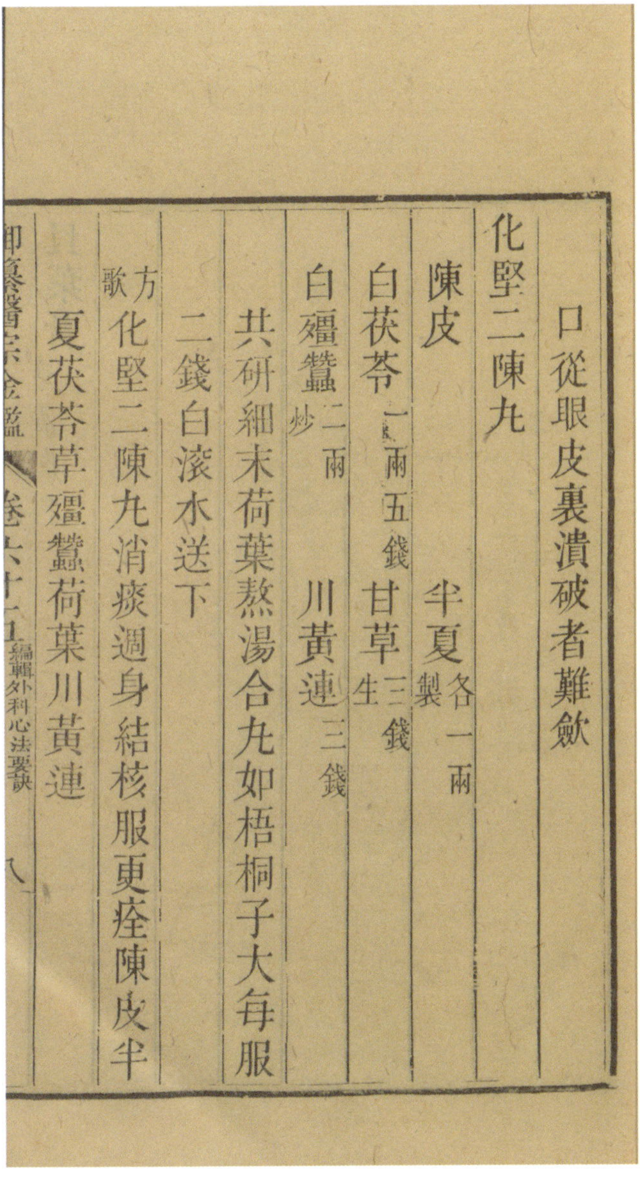

口從眼皮裏潰破者難歛

化堅二陳丸

陳皮　半夏製各一兩

白茯苓一兩五錢　甘草生三錢

白殭蠶炒二兩　川黃連三錢

共研細末荷葉熬湯合丸如梧桐子大每服二錢白滾水送下

方歌　化堅二陳丸消痰週身結核服更痊陳皮半夏茯苓草殭蠶荷葉川黃連

御纂醫宗金鑑　卷六十五　編輯外科心法要訣　八

御纂医宗金鉴　（清）吴谦等辑
清刻本　国家图书馆藏

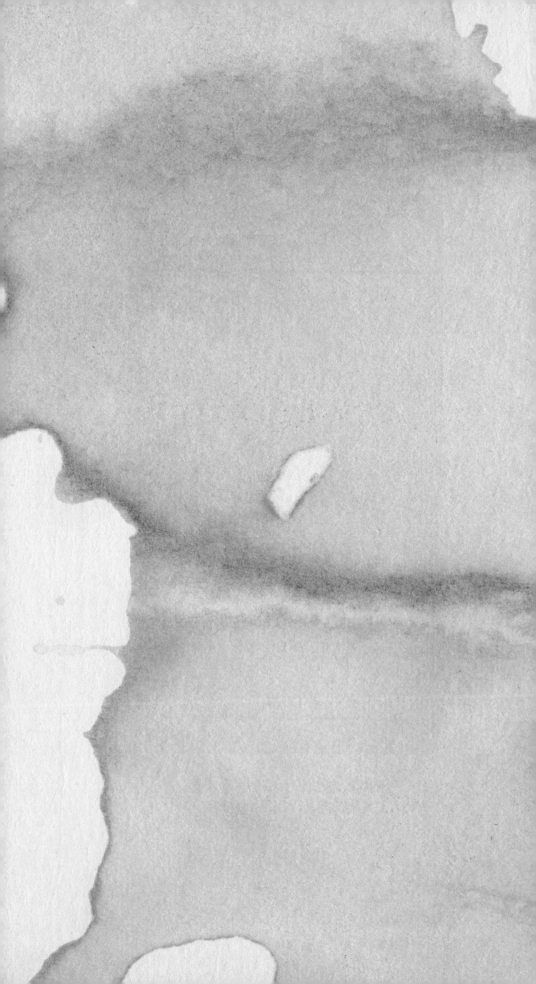

后记

新会，千年古郡，古称冈州，是一座有着深厚历史文化底蕴的名城，素有“启超故里”“葵乡”“陈皮之都”等美誉。梁启超、陈白沙、陈垣、革命先驱陈少白、蔡李佛拳始祖陈享等一大批先贤大家，在这里出生成长、创立思想，赋予了新会“思进思新”的城市智慧。蔡李佛拳、白沙茅龙笔制作技艺、新会葵艺、新会陈皮炮制技艺等国家级非物质遗产项目，锻造出一个个熠熠生辉的城市文化符号。

新会陈皮不仅是新会的一张亮丽名片，更是中国国家地理标志产品，其历史可追溯至千年前，见证了这片土地上人民的智慧与勤劳。

在新会陈皮的发展历程中，我们见证了无数先贤大家的贡献，从唐代《食疗本草》中的记载，到孙思邈《备急千金要方》中的炮制方法，再到李时珍《本草纲目》中的赞誉，新会陈皮的地位始终不可撼动。它不仅是中医行业的宝贵药材，也是社会大众养生保健的首选之一。

随着大健康产业的兴起，新会陈皮产业迎来了新的发展机遇。2023年，新会陈皮产业规模已超过200亿，预计未来三年将迈向500亿的宏伟目标。这一产业的蓬勃发展，不仅为新会带来了经济效益，更为人们的健康生活提供了强有力的支持。

为了满足人们对新会陈皮科学使用和搭配的渴望，我们编纂了《良配陈皮》一书。

该书详细展示了新会陈皮在国家图书馆馆藏中的典籍书影，介绍了陈皮与其他药材或食材搭配的治病和养生功效，具有很强的实用性和权威性。它的出版发行，必将对新会陈皮行业的高质量发展起到积极的推动作用。

在本书的编纂过程中，广东邑祥陈皮有限公司的总经理高子祥先生，以其深厚的专业知识和对新会陈皮的深刻理解，为本书的编写做出了重要贡献。邑祥陈皮作为新会陈皮的代表，其品质和专业性得到了业界的广泛认可。

广东邑祥陈皮有限公司，前身为1823年（清道光年间）由高大荣创立的“大荣行”，至今已有200多年的历史。高子祥先生作为新一代传承人，不仅秉承了祖辈百年古法自然仓生晒陈皮的工艺，更以诚信为本，不断创新，将传承的陈皮事业发扬光大。在他的努力下，邑祥陈皮龟苓膏配制技艺荣获“江门市级非物质文化遗产”，高子祥先生也被授予江门市级“非遗传承人”。

今天，我们站在新会陈皮产业发展的新起点上，期待《良配陈皮》的出版，能够为新会陈皮产业的高质量发展赋能，为追求健康生活的人们提供更多的知识和指导。

蓝韶清

广东中医药博物馆创馆馆长

广州中医药大学教授、博士生导师

2024年5月31日